Gerard Janssen

LA GROSSESSE EXPLIQUÉE AUX FEMMES

40 SEMAINES
d'exception à vivre
INTENSÉMENT

SOLAR
EDITIONS

PRÉFACE

Il est étrange qu'un homme rédige un livre sur la grossesse à l'attention des femmes. Mais il y a une explication. J'avais écrit *La Grossesse expliquée aux hommes*. L'idée était simple : lorsque ma compagne était enceinte, j'aimais regarder les calendriers de grossesse semaine après semaine. J'étais curieux de savoir ce qui se passait dans son ventre et comment mon enfant en devenir se développait. Le souci, c'est que ces calendriers sont réalisés par des femmes pour des femmes enceintes. Moi, je suis un homme. Et comment dirais-je… ces calendriers sont bizarrement écrits, avec des illustrations de papillons et de petits cœurs.

On pouvait mieux faire. Et voilà : *La Grossesse expliquée aux hommes* a remporté un vif succès, il a même été traduit. Aujourd'hui, on le trouve en allemand, en anglais et en français. Mais le plus surprenant, c'est que beaucoup de femmes semblaient prendre du plaisir à le lire. De là est venue l'idée de sortir une version pour les femmes. *Eurêka* !

Un livre sur la grossesse pour les femmes ! Pour celles en tout cas qui veulent voir dans la grossesse plus qu'un simple « miracle ». Celles qui s'intéressent aux relations humaines, mais aussi à tous ces petits mécanismes liés à la grossesse et qui ont envie de savoir comment ça fonctionne, une grossesse. Celles aussi qui seront capables de rire d'elles-mêmes car, soyons honnêtes, les femmes enceintes peuvent sérieusement se compliquer la vie, et compliquer aussi celle de leur compagnon !

Vous avez maintenant entre les mains *La Grossesse expliquée aux femmes*. Si vous ressentez une envie irrépressible de dévorer cet ouvrage, aucun problème : il est issu de matériaux naturels.

Gerard Janssen

SOMMAIRE

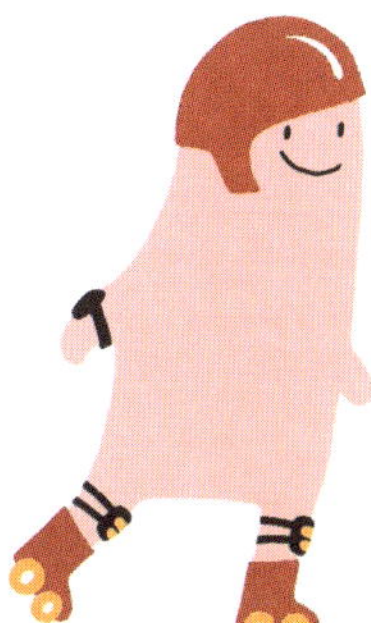

AU FAIT :
40 semaines ou 9 mois ?

Une grossesse dure en moyenne 40 semaines. Mais quand commence-t-on à compter ? Logiquement, ce devrait être à partir de la fécondation. C'est souvent ce que font les biologistes. Mais pour une femme, il n'est souvent pas évident de détecter ce moment. Alors les médecins comptent à partir du premier jour des dernières règles. Pour éviter toute confusion, cet ouvrage est basé sur le calendrier des médecins. Car passer du temps avec un embryologiste est loin de faire partie de vos priorités (à moins d'être enceinte d'un biologiste). Bref, la méthode de calcul du médecin a pour conséquence débile de vous faire tomber enceinte la 3e semaine de votre grossesse. C'est là aussi que ce livre commence.

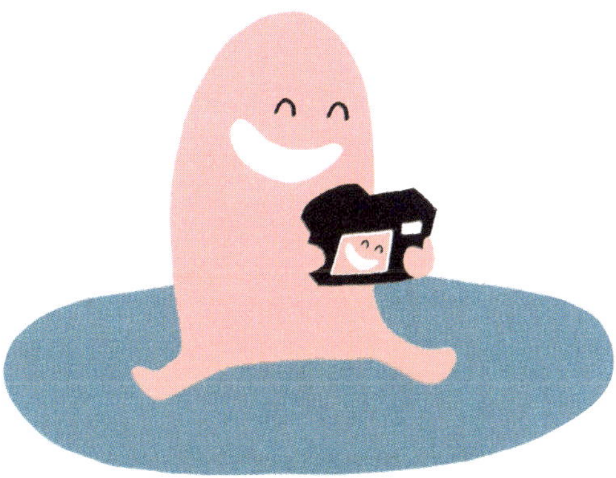

1er TRIMESTRE

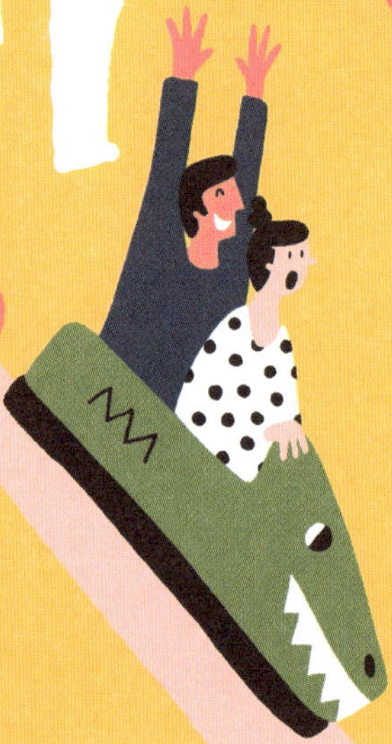

Tout comme dans une bonne pièce de théâtre, une grossesse se déroule en trois actes. Le rideau est levé. Le public est prêt. C'est maintenant que ça commence. Soyez prête pour ce beau spectacle. Vous n'avez certes pas l'air d'être tellement enceinte, mais vous vous sentez sûrement déjà un peu différente. Des petits changements se produisent dans votre corps et vous rendent peut-être nauséeuse ou plus vite fatiguée le soir. Pour le monde qui vous entoure, ce n'est pas encore la partie la plus spectaculaire de votre grossesse. Mais pour votre monde intérieur, il en va autrement. Dans votre utérus, un ovule fécondé va grandir au fil des mois pour devenir un petit être achevé, avec des doigts, des yeux, des muscles et même des cordes vocales.

· SEMAINE 3 ·

Le Bébé

Selon un mécanisme que, nous l'espérons, vous connaissez, entre 1,5 et 3 millions de spermatozoïdes sont parvenus dans votre utérus. L'un d'entre eux a fait mouche en franchissant la membrane de l'ovule. Comparé à un spermatozoïde, un ovule est énorme. C'est l'une des plus grandes cellules de votre corps : elle mesure environ un dixième de millimètre. Avec de très bons yeux, vous devriez pouvoir le voir si on vous le présentait à table. Une fois qu'un spermatozoïde a franchi l'ovule, ce dernier se ferme hermétiquement aux autres. Le spermatozoïde et l'ovule fusionnent. Les brins d'ADN s'enroulent les uns autour des autres et forment les prémices d'une nouvelle vie unique (ou de vies, dans le cas d'une grossesse multiple). Quelques heures seulement après la fécondation, l'ovule se divise en deux : c'est la première division cellulaire. Il s'écoule environ 20 heures entre chaque division cellulaire. Autrement dit, chaque matin quand vous vous réveillez, une division cellulaire a eu lieu.

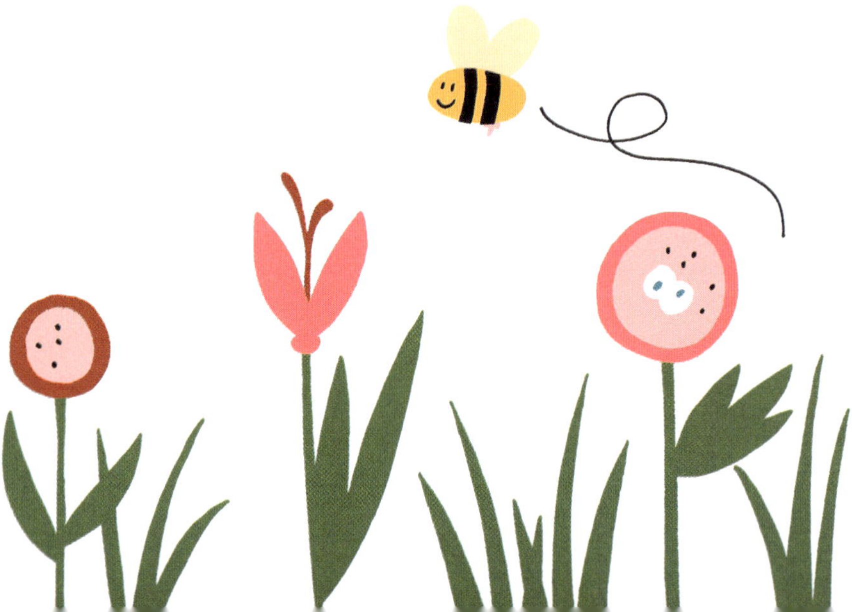

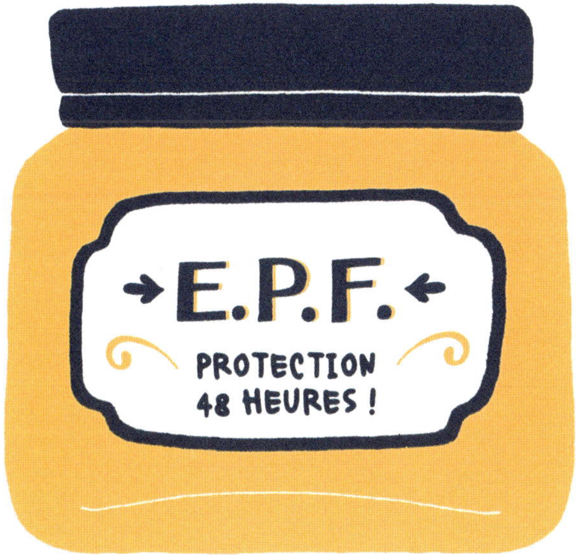

La Maman

Dans les 24 heures qui suivent la fécondation, votre corps produit déjà une protéine à laquelle les chercheurs ont donné le nom très original d'EPF (Early Pregnancy Factor). Cette substance protège l'ovule, empêchant le système immunitaire de rejeter le fruit. Parfois, cette protéine est perceptible seulement six heures après la fécondation et pourrait expliquer que certaines femmes aient déjà la sensation d'être enceintes à ce moment-là. La plupart d'entre elles, toutefois, ne remarquent rien. Un test de grossesse ne réagit pas à l'EPF et n'indique pas encore si vous êtes enceinte.

· SEMAINE 4 ·

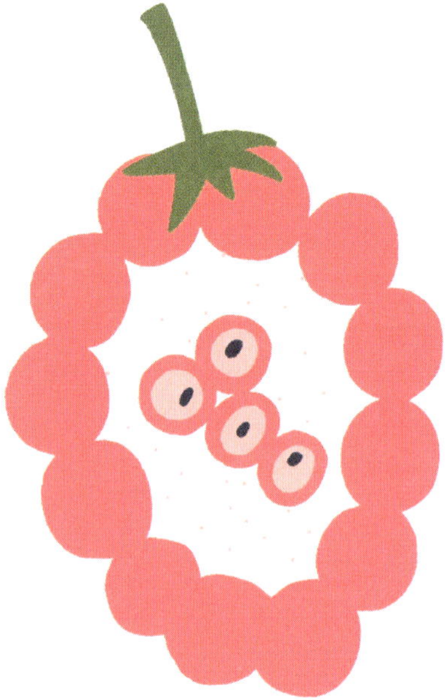

Le Bébé

Au fil des divisions cellulaires va se former une mosaïque de plus petites cellules, qui ressemble à une framboise ou une mûre : la morula, du latin *morum* qui signifie « mûre ». La framboise se creuse d'une cavité, et on distingue à présent deux sortes de cellules : les premières se situent à la périphérie et les secondes se regroupent plus à l'intérieur de la framboise, entourées par la cavité. Ce petit groupe de cellules dans le fruit est à l'origine de l'embryon, tandis que les cellules situées à l'extérieur sont le futur placenta. Entre six et douze jours après la fécondation, les cellules externes sécrètent l'hormone bêta-HCG, qui va bloquer l'apparition des règles.

· SEMAINE 4 ·

La Maman

Sous l'effet de l'hormone bêta-HCG, le *corpus luteum* (corps jaune) dans les ovaires va sécréter la progestérone. Celle-là même qui favorise la croissance de capillaires sanguins dans la paroi utérine pour que l'ovule fécondé puisse nidifier. Avec quelques gouttes d'urine du matin, le test de grossesse réagit à la présence de cette hormone bêta-HCG, laissant apparaître quelques bandes colorées ou un cri de joie. C'est elle aussi, entre autres, qui est responsable des nausées matinales même si les habitudes alimentaires jouent également un rôle. Ainsi, dans certaines populations de souche africaine, les nausées sont rares alors qu'au Japon 84 % des femmes enceintes sont touchées par ce phénomène. Les nausées matinales seraient moins fréquentes chez les populations consommant peu de viande et de poisson. Une alimentation riche en maïs contribuerait aussi à les réduire. On ne sait pas exactement si la nausée a une vraie fonction. Dans une grande étude, les chercheurs Paul Sherman et Samuel Flaxman argumentent qu'elle n'est pas seulement une conséquence de l'hormone bêta-HCG, mais qu'elle sert à rendre plus sûres les habitudes alimentaires de la femme enceinte. La nausée, en effet, apparaît principalement pendant la croissance des organes du bébé. Par ailleurs, des recherches de scientifiques anglais de l'université de Hull et Lincoln révèlent que les femmes enceintes, à l'inverse de celles qui ne le sont pas, trouvent l'odeur des substances toxiques plus désagréable. Enfin, certaines prétendent que le gingembre et la vitamine B6 réduisent les nausées bien qu'il n'existe aucune preuve scientifique.

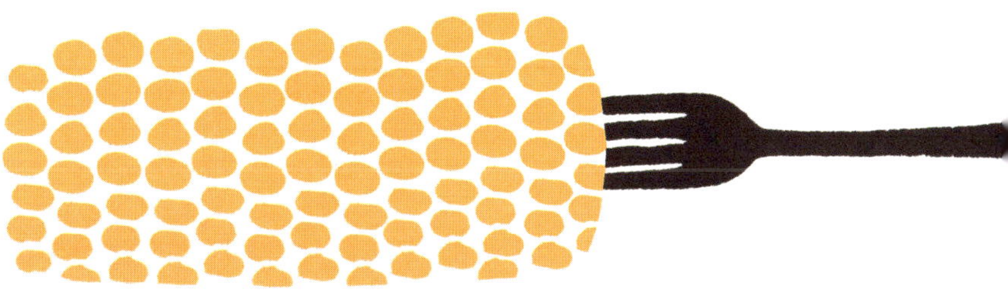

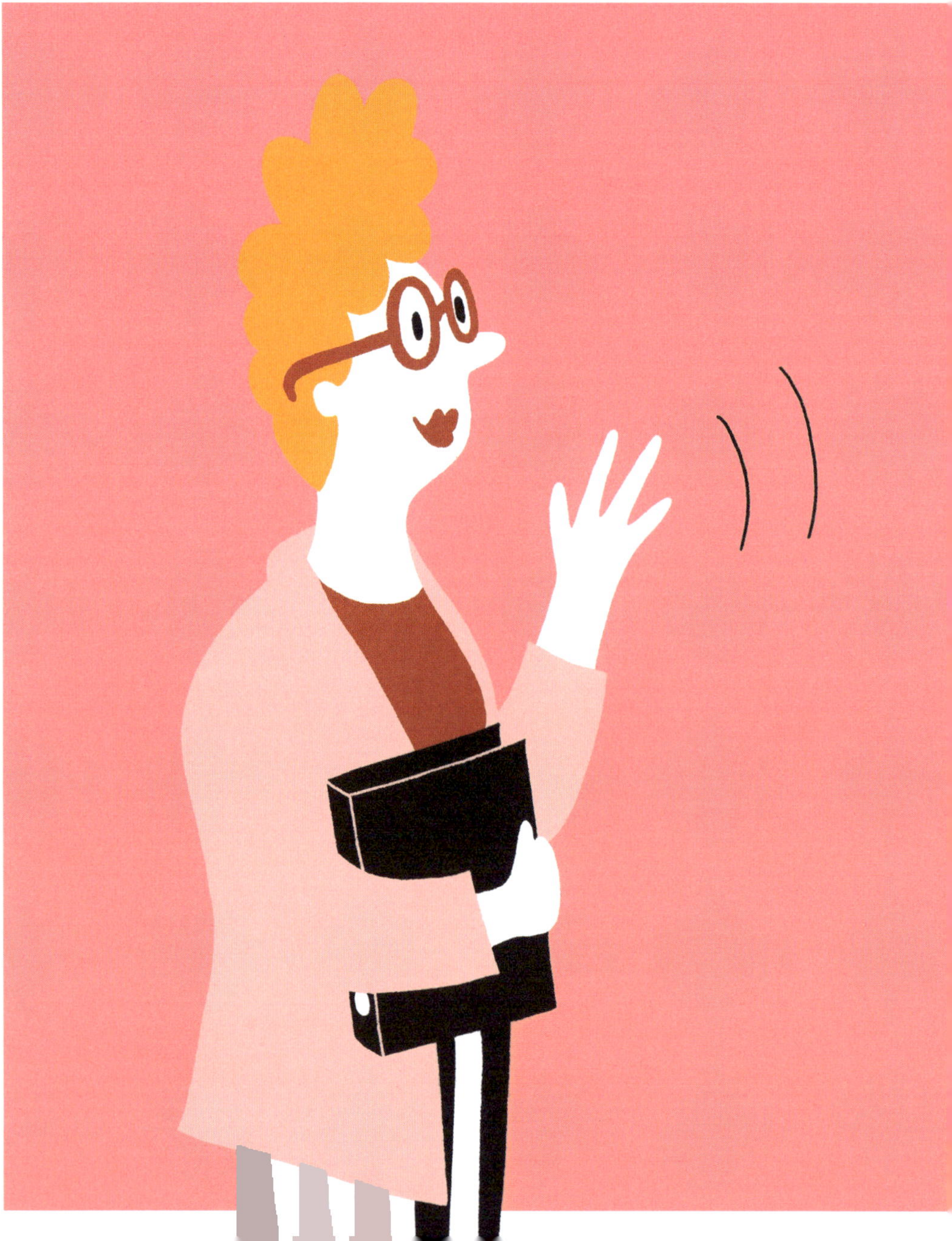

LA SAGE-FEMME ET LE GYNÉCO

Lorsque vous êtes enceinte, vous faites la connaissance de nouvelles personnes. Parmi elles, la sage-femme ou le gynéco, selon votre choix.

Le premier contrôle

La première consultation (non obligatoire) avec le gynéco aura généralement lieu autour de votre 7e semaine de grossesse. Elle peut aussi se faire avec une sage-femme libérale. Essayez d'emmener votre conjoint à ce rendez-vous. À deux, vous serez sûrs de louper moins d'informations, surtout si l'un de vous se laissait dissiper par ses doux rêves de bébé.

Il/Elle vous fait signe de vous asseoir, va s'installer de l'autre côté du bureau, vous pose des questions intimes, surtout pour s'assurer que vous allez bien. Y a-t-il dans votre famille des antécédents : maladies pulmonaires, cardiaques, circulatoires ou de diabète ? Prenez-vous de la drogue ? Êtes-vous sujette à des violences psychotiques ?

Explication

La sage-femme ou le gynéco présente toute une série d'informations sur l'alimentation et les examens prénataux. Durant cette première visite, il/elle prend votre tension, contrôle votre poids et prescrit un bilan sanguin. Son objectif : déterminer les facteurs rhésus et Kell, déceler la toxoplasmose et de possibles maladies infectieuses.

Le deuxième rendez-vous a lieu quatre semaines plus tard (entre la 11e et la 13e semaine). On procède alors à l'échographie de datation. Le point d'orgue ce jour-là : les battements du cœur du bébé visibles sur l'écran de la machine. La première visite prénatale obligatoire arrive ensuite à la 15e semaine. C'est à cette occasion que votre gynécologue ou votre sage-femme déclarera officiellement votre grossesse !

Les échographies

Une échographie est pratiquée vers la 12e semaine de votre grossesse. Certains cabinets sont équipés, sinon vous serez orientée vers un centre d'imagerie médicale ou un hôpital. L'échographie est comme un sonar. Des sons inaudibles pour l'humain sont réfléchis dans le ventre de la femme enceinte, et ces réflexions sonores apparaissent à l'écran sous forme d'images. Il en résulte une image floue du bébé. En mesurant la longueur du fœtus, le praticien peut calculer l'âge exact du fœtus et déterminer la date de naissance. Cette méthode est plus précise que le calcul des dernières règles. Depuis quelques années, c'est également la méthode standard pour calculer la date du terme, la date prévue de l'accouchement (DPA). Au cours du quatrième mois, une échographie supplémentaire est réalisée pour contrôler si le bébé grandit bien et si le liquide amniotique est en quantité suffisante, et peut-être vous faire découvrir le sexe de bébé !

À compter du troisième mois, votre grossesse sera rythmée par sept visites obligatoires, une par mois jusqu'à l'accouchement. Dès votre inscription à la maternité, vous pouvez, si vous le souhaitez, réaliser ce suivi à l'hôpital où vous serez prise en charge par des sages-femmes ou les médecins du service. Durant ces visites, la sage-femme ou le gynéco va principalement vérifier si vous êtes en bonne santé, si vous vous sentez bien et si le bébé se développe bien dans l'utérus. Il/Elle contrôle toujours votre tension artérielle et le cœur du bébé. En cas de risque de complications, vous serez prise en charge par un médecin. Sinon, c'est généralement la sage-femme qui accompagne l'accouchement. Dans les deux mois après l'accouchement, elle, votre gynéco ou votre médecin traitant procédera au rendez-vous postnatal pour voir si tout se passe bien pour vous et le bébé.

LES TESTS PRÉNATAUX

Il existe aujourd'hui de nombreux tests prénataux pour savoir si votre bébé présente une anomalie. Si vous envisagez de faire un test, vous aurez au préalable une discussion approfondie avec la sage-femme ou le gynéco.

Le test combiné

Le test combiné est généralement réalisé entre la 11ᵉ et la 14ᵉ semaine en deux temps : d'abord, une prise de sang pour déterminer les différents taux d'hormones dans le sang, et ensuite l'échographie de datation qui permet de mesurer la clarté nucale. Grâce à un calcul prenant en compte votre âge et ces données, on obtient un chiffre qui révèle le risque pour votre bébé d'être atteint notamment du syndrome de Down (trisomie 21). Un résultat au-dessus de 1 sur 250 est considéré comme « à risque ». Dans ce cas, votre praticien vous proposera sûrement une analyse complémentaire (amniocentèse, biopsie du trophoblaste ou choriocentèse). Le test combiné est pris en charge par la Sécurité sociale.

L'amniocentèse

L'amniocentèse ne peut s'effectuer qu'après la 15ᵉ semaine de la grossesse, lorsque le liquide amniotique est en quantité suffisante. À l'aide d'une aiguille, le gynécologue ponctionne à travers la paroi abdominale un peu de liquide amniotique. L'analyse de celui-ci permet de déceler si le bébé présente une anomalie chromosomique, mais aussi des maladies métaboliques, un spina-bifida ou une anencéphalie. Le risque que l'intervention se passe mal et aboutisse à une fausse couche est de 0,5 %. Si après les résultats de la ponction vous décidez d'interrompre votre grossesse, il n'est plus possible de faire un curetage, lequel est désormais remplacé par un accouchement provoqué de manière artificielle.

La biopsie du trophoblaste

L'avantage de la biopsie du placenta, c'est qu'elle peut être pratiquée dès la 11e semaine de la grossesse. En revanche, ce test est moins fiable. Si la biopsie indique une anomalie chromosomique, il existe une probabilité de 1 % qu'elle ne concerne que le placenta. Pour être bien sûr, le gynécologue pourra procéder à une amniocentèse. Pour faire une biopsie, il prélève un petit fragment de placenta à l'aide d'une aiguille. Le tissu est mis en culture en vue d'une analyse chromosomique. Le risque d'une fausse couche lié à une biopsie est de 4 % environ.

Le dépistage prénatal non invasif (DPNI)

Effectué sous forme d'une prise de sang, le dépistage prénatal non invasif est récent et extrêmement rare en France. S'il n'est pas encore pris en charge par la Sécurité sociale, il devrait cependant permettre, à terme, de réduire significativement le recours à l'amniocentèse. Le principe : dans le sang d'une femme enceinte, l'ADN du bébé est également présent ; il provient du placenta et peut être analysé pour rechercher des anomalies chromosomiques. Si le résultat est négatif, les chances pour que le bébé ne présente pas d'anomalie chromosomique sont de 999 sur 1 000.

Le système Rhésus

Il existe quatre groupes sanguins : A, B, AB et O, auxquels s'ajoutent les facteurs Rhésus C et D. Ces facteurs existent en deux variantes : positif ou négatif. Dans le cas d'un rhésus C positif, il y a autour des globules rouges des protéines qu'on ne retrouve pas dans un rhésus C négatif. Il en va de même pour le rhésus D. Si vous êtes rhésus C négatif ou rhésus D négatif, et que votre bébé est rhésus positif, vous risquez de produire des anticorps dirigés contre le sang de votre bébé. Ces derniers appauvrissent le sang du bébé et provoquent de l'anémie. Pour prévenir ce risque, vous recevrez vers la 30e semaine une piqûre anti-D pour éviter la fabrication de ces anticorps. Cette injection doit être renouvelée dans les 48 heures qui suivent la naissance.

· SEMAINE 5 ·

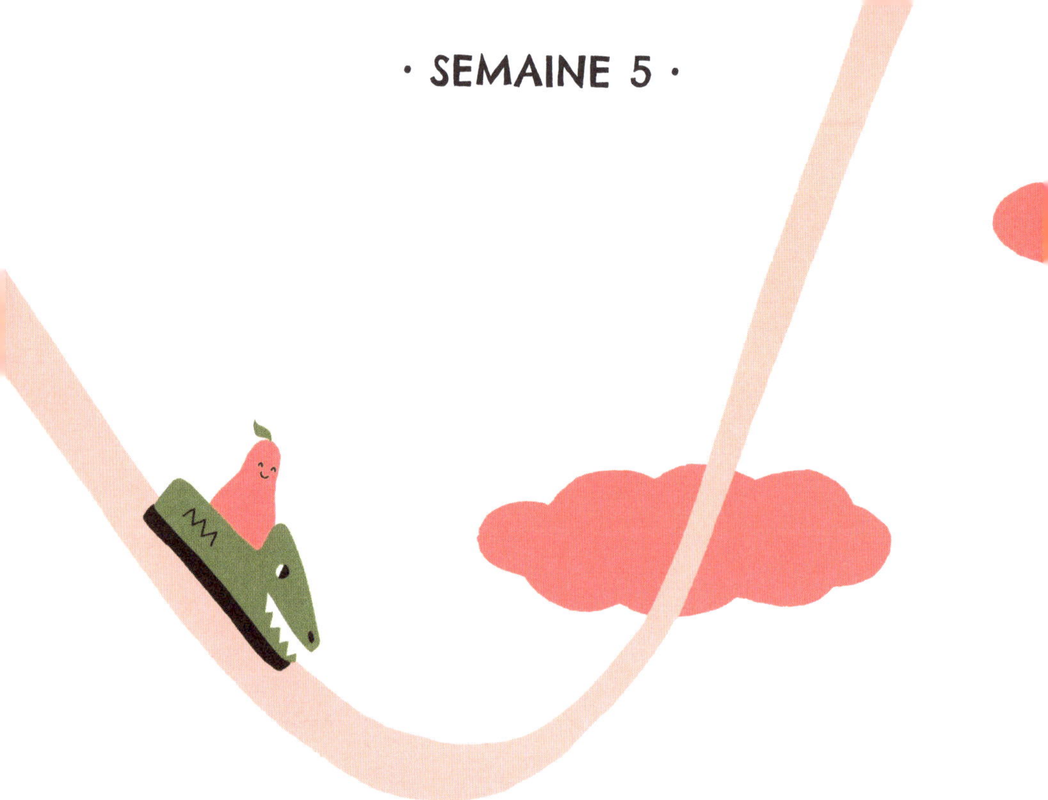

Le Bébé

Le groupe de cellules embryonnaires – le futur bébé – continue à se développer et a la forme d'une poire de 1,5 à 2,5 millimètres, la taille de la bille d'un stylo. L'embryon se divise en trois sortes de cellules. Ce processus est appelé « gastrulation », et les feuillets portent les noms cliniques de « ectoderme », « endoderme » et « mésoderme ». Du chinois, tout ça ! En clair : feuillet externe, feuillet interne et quelque chose au milieu. De la partie externe vont naître le cerveau, le système nerveux, la peau et les ongles. La partie interne préfigure le système respiratoire et le système digestif. La partie du milieu donnera le cœur, le système sanguin, les reins et les muscles. Un petit groupe de cellules musculaires est déjà visible sous forme de battements. C'est le tout début du cœur.

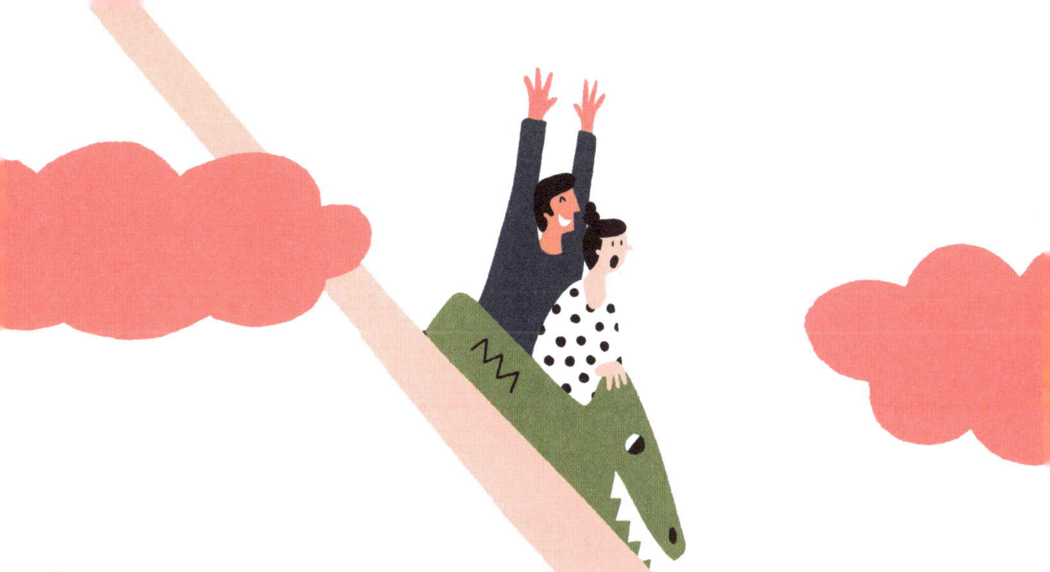

La Maman

C'est souvent la semaine du test de grossesse car les règles n'arrivent pas. Vous êtes peut-être très heureuse. Peut-être pas. Ou les deux à la fois. Vous sautez comme un kangourou à travers la chambre ou alors vous vous tapez la tête contre un mur en béton, lentement et doucement. Vous allez vous poser beaucoup de questions. Comment vais-je le dire au père ? Faut-il le faire asseoir avant de lui en parler ? Oh ! lala ! n'ai-je pas un peu trop bu ou fumé hier soir ? Suis-je capable d'élever un bébé ? Comment vais-je le dire à mon ex ? Vais-je pouvoir m'en sortir avec le travail ? Mon patron va-t-il être fâché ? Et ce père… fera-t-il un bon père ? Vous êtes toutes logées à la même enseigne, rassurez-vous : ces soucis devraient s'atténuer après la quarantaine. Je plaisante ! Ah oui, à propos de ce petit nuage de bonheur… Si vous flottez déjà dessus, vous allez y croiser toutes ces femmes vomisseuses gênées par leurs nausées, leur constipation et autres désagréments gastriques en tout genre. Bienvenue au club ! Voyez la chose comme le début d'un circuit parmi les plus étranges des montagnes russes. Hop ! en haut d'un coup, redescente aussi sec, rebelote en haut. Et entre nous : je ne pense pas devoir commencer à énoncer les interdits, mais là, plus d'alcool. Plus une goutte ! C'est la substance à éviter durant toute la grossesse en général, mais durant ces premières semaines, le petit est vraiment très fragile.

· SEMAINE 6 ·

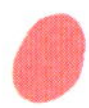

Le Bébé

Ce qui était encore une petite poire la semaine dernière prend maintenant une nouvelle forme. Vous ne pouvez pas encore voir l'embryon (5 à 6 mm), et ce n'est pas plus mal car il est un peu bizarre. C'est une sorte de croisement entre un éléphant et une crevette, mais sans pattes, ni antennes ou trompe. Il a deux taches sombres à la place des yeux et des petits bourgeons à l'endroit où ses bras et ses jambes apparaîtront plus tard.

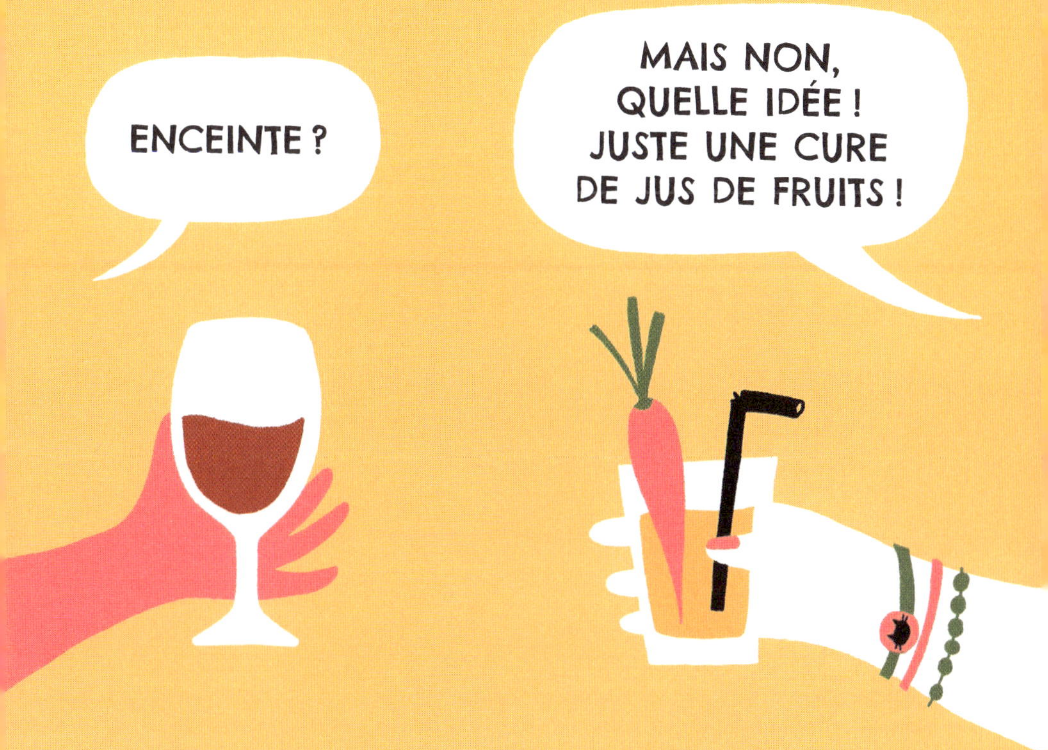
ENCEINTE ?
MAIS NON, QUELLE IDÉE ! JUSTE UNE CURE DE JUS DE FRUITS !

La Maman

Si vous n'avez pas encore envie de divulguer votre grossesse, ce ne sera pas si simple de garder le secret. Surtout lors d'une fête. Les hommes sont faciles à duper : ils tombent dans tous les panneaux. Mais pour berner des femmes qui sont déjà passées par la case je-ne-suis-pas-enceinte, vous allez devoir la jouer fine. « Je ne bois pas car j'ai une infection urinaire. » « Oui, mon œil ! » « Je ne bois pas car je prends des antibiotiques pour une otite. » « À d'autres ! »

· SEMAINE 7 ·

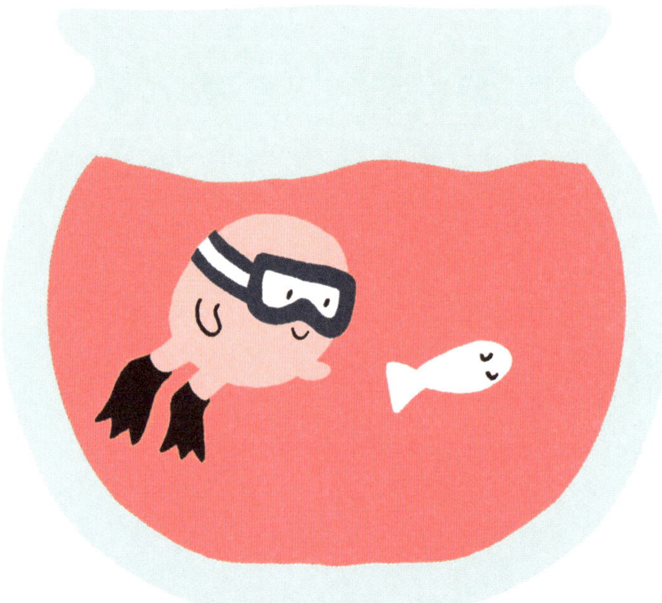

Le Bébé

L'embryon mesure à présent 7 à 9 millimètres. Les nerfs de la colonne vertébrale commencent à grandir et les deux hémisphères du cerveau sont visibles. Les nerfs sensitifs se forment. Le petit, qui la semaine dernière avait davantage les traits d'un ver, commence à ressembler à un petit d'homme. Un petit être avec des mains et des jambes. Les mains et les pieds, avec des doigts et des orteils palmés, sont visibles également. Le nez s'est développé, ainsi que les organes de la digestion : l'œsophage, l'estomac, les intestins. Les fibres musculaires se renforcent. Le petit commence à bouger.

La Maman

Beaucoup de femmes se sentent chamboulées dans cette période. Imaginez : vous vous ennuyez sur les bancs de l'école et regardez l'horloge de la classe toutes les dix minutes. L'aiguille des secondes semble mettre une éternité à faire le tour de l'horloge. C'est comme si une semaine en durait sept. Certaines femmes sont capables d'enfourcher leur vélo pour aller acheter une baguette à l'autre bout de la ville, la meilleure glace à la vanille ou du chocolat blanc fourré. Plus rarement, d'autres ont envie d'argile, d'allumettes, de boue, de dentifrice ou de terreau biologique. Cela porte un nom : le syndrome de pica. Certains scientifiques affirment que ces envies résultent d'un besoin accru de minéraux comme le fer et le calcium. Toutefois, les chercheurs qui ont observé la quantité de fer assimilée lorsque vous mangez de la terre sont arrivés à la conclusion qu'elle était infime. Il se pourrait aussi que l'ingestion d'argile et de terre neutralise l'acidité gastrique. Selon une autre théorie, la terre préviendrait l'intoxication alimentaire. Différentes études ont montré que les virus, les bactéries et le poison étaient absorbés par la terre, ce qui empêche ces saletés de passer dans le sang. Donc, pourquoi pas, quand vous en ressentez l'envie irrépressible, servez-vous gentiment dans le pot de fleurs.

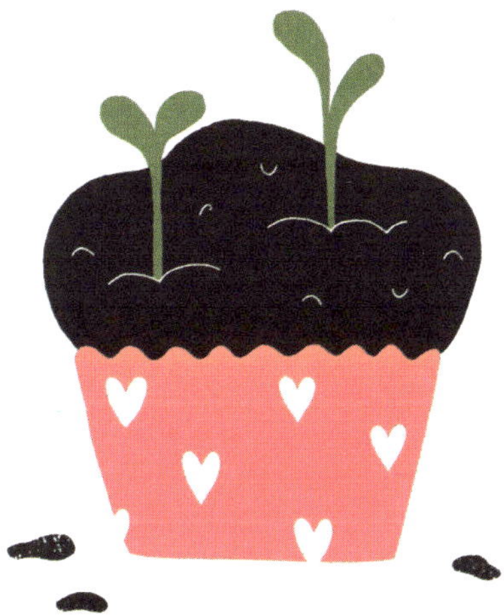

· SEMAINE 8 ·

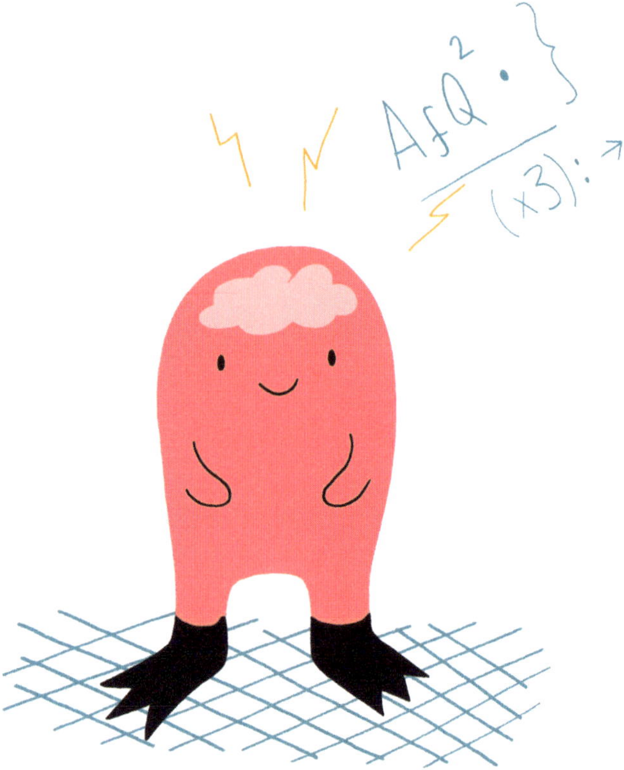

Le Bébé

L’embryon mesure 1,5 centimètre et pèse 1 gramme. Les reins se forment. Le pigment de l’œil apparaît. Le cervelet – partie du cerveau qui coordonne les mouvements – se développe aussi. Les bourgeons sont devenus des bras et des jambes. Au bout des bras, les palmes vont devenir des doigts distincts. Et les réflexes existent.

· SEMAINE 8 ·

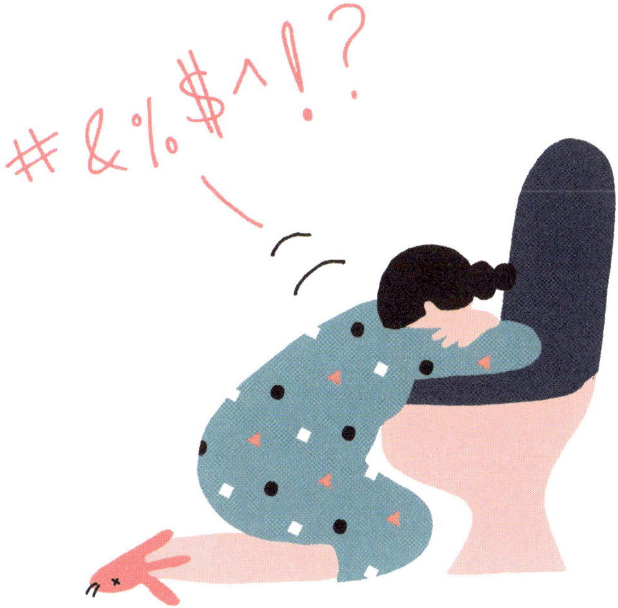

La Maman

Le matin en particulier, vous pouvez vous sentir mal fichue : nez qui coule, maux de tête, envie de vomir. Au cours de la journée, ça va souvent s'améliorer. Et si vous n'êtes pas concernée par tout cela, il n'y a pas lieu de vous inquiéter. Une femme sur cinq se sent bien durant cette phase de la grossesse. Vous allez peut-être faire du sport comme une fana pour ne pas prendre trop de poids et continuer à enfiler votre joli bikini. Vous aurez peut-être un sentiment de culpabilité parce que vous vous occupez de vous, et pas du bébé. Ne vous faites pas de souci, tout va bien. Et continuez à penser à vous… tant que vous le pouvez !
Cette semaine, vous avez rendez-vous avec la sage-femme ou le gynéco. En général, il a lieu la 8e ou 10e semaine. C'est un premier tête-à-tête agréable, même s'il va y avoir des questions sur les antécédents familiaux, votre intimité et tout ce genre de choses.

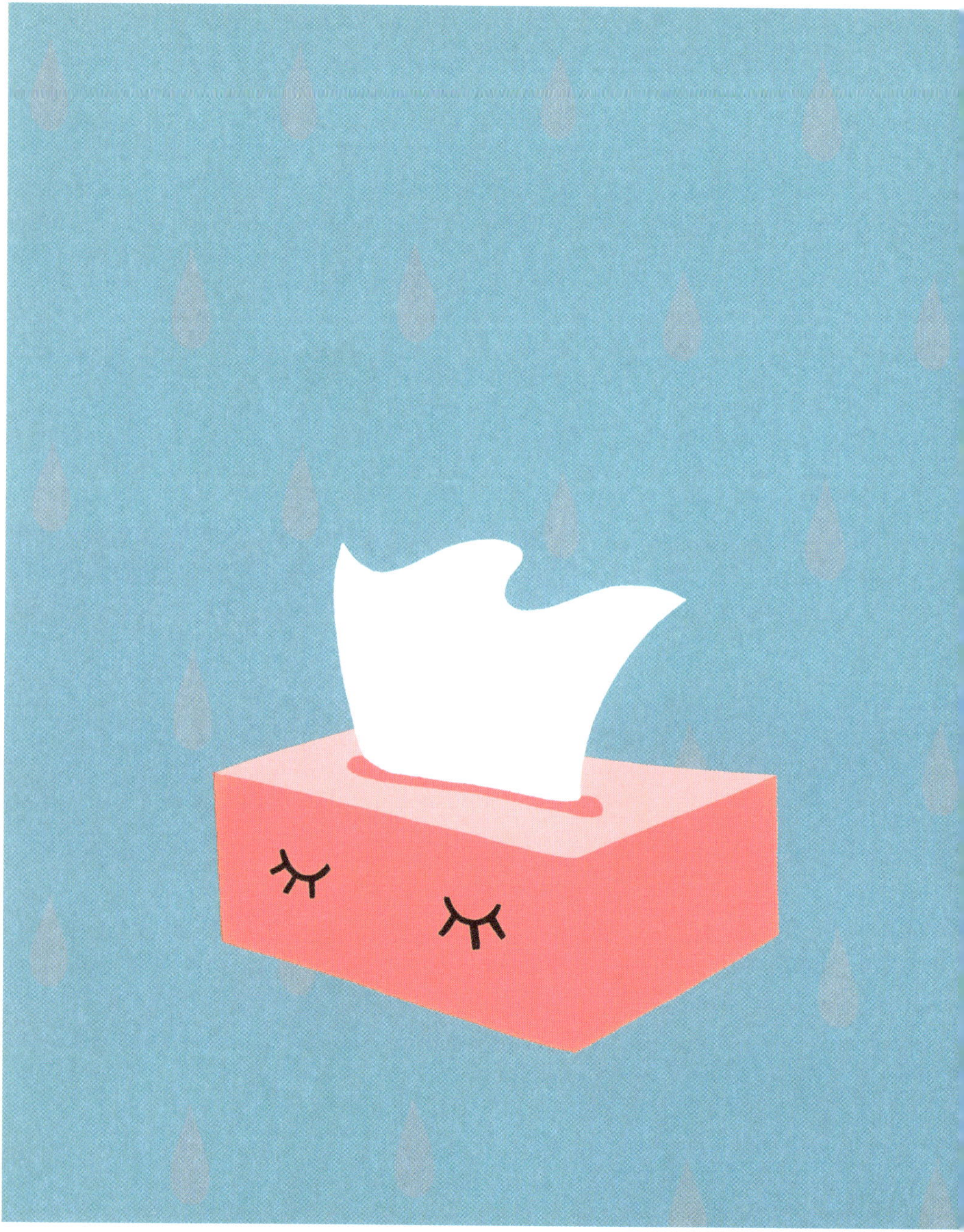

LES HORMONES, C'EST QUOI ?

Les hormones sont importantes pour votre bébé et vous, mais elles risquent bien de vous contrarier.

Les hormones sont des messagers chimiques, comparables aux neurotransmetteurs, des substances qui donnent des signaux au cerveau. La différence, c'est que les hormones parcourent de longues distances dans le corps et qu'elles agissent à distance. À vrai dire, chaque cellule du corps, chaque organe, chaque fonction de l'organisme est sous l'influence des hormones. Les hormones peuvent avoir un effet sur le long terme. Ainsi, elles influent sur la structure du cerveau lors de la croissance. Mais elles peuvent aussi avoir un effet momentané, comme chaque femme enceinte le sait.

L'adrénaline

La glande surrénale produit l'adrénaline, c'est l'hormone de la réponse combat/fuite : le pouls augmente, la bouche devient sèche, le temps semble plus lent. L'adrénaline peut aussi provoquer de l'hyperventilation et entraîner une baisse de tension dans l'utérus. C'est peut-être pour cette raison que les bébés *in utero* réagissent aux émotions de la mère. Une enquête japonaise a montré que les fœtus dont les mamans ont regardé un film triste bougent moins que ceux dont les mères ont vu une scène plaisante de *La Mélodie du bonheur*. Les douleurs de l'accouchement sont aussi une cause de montée d'adrénaline qui va temporiser les contractions et ralentir la délivrance, probablement pour laisser à la mère le temps de trouver un endroit sûr pour accoucher.

Les catécholamines

Après leur naissance, les bébés semblent avoir beaucoup d'hormones de stress dans leur sang. Ces hormones appelées « catécholamines » ont un effet anesthésiant. Elles participent également au déclenchement de la respiration.

Le cortisol

Le cortisol accroît l'alerte et le sentiment d'énergie lorsque vous êtes sous pression. En général, il baisse vite, mais lors d'un stress de longue durée, le corps peut en stocker longtemps. Un taux élevé sur une longue durée n'est pas recommandé. Des recherches menées sur les animaux montrent que des taux de cortisol élevés risquent d'avoir un effet néfaste sur la partie du cerveau qui stocke les souvenirs. Il semble, en outre, que les femmes exposées à un stress continu – par exemple, en temps de guerre – mettent au monde des enfants avec un poids plus faible et courent de plus grands risques d'accoucher prématurément. De manière sporadique et dans une vie normale, les effets ne sont pas si graves. Un stress quotidien « sain » peut même être positif. Ne stressez pas à l'idée d'être stressée et, si c'est le cas, arrêtez de vous faire du mouron.

La bêta-HCG

C'est l'hormone qui fait réagir le test de grossesse. La concentration de bêta-HCG dans le sang au cours de la grossesse augmente rapidement, avec un pic autour de la 10e semaine. L'hormone bêta-HCG est la principale responsable des soucis bien connus de la grossesse, comme la nausée. Elle influe aussi sur la thyroïde.

Les œstrogènes

Les œstrogènes sont le nom générique de différentes hormones. Grâce à eux, les caractères sexuels féminins s'affirment à la puberté. Durant la grossesse, les œstrogènes jouent un rôle prépondérant, notamment à la 20e semaine où ils augmentent considérablement dans le corps ; les ovaires et le placenta en fabriquent en grande quantité. Ces hormones contribuent également au développement des seins, elles boostent la circulation sanguine et régulent la croissance des organes et des os du bébé.

L'ocytocine

L'ocytocine est aussi souvent appelée « hormone du plaisir ». Autant pour les hommes que les femmes, c'est l'hormone du câlin, du toucher, de l'orgasme. Après l'accouchement, les femmes qui donnent le sein produisent plein d'ocytocine. Celle-ci procure un sentiment de confiance et de générosité, et elle est indispensable pendant le travail car elle rend le col de l'utérus plus élastique et déclenche les contractions. Si ce processus ne se met pas en route normalement, la femme reçoit du Syntocinon®, de l'ocytocine de synthèse.

La progestérone

La progestérone aide votre corps à être prêt pour la fécondation. Elle favorise la régulation du cycle menstruel et l'appétit sexuel de la femme. La progestérone est sécrétée en grande partie par le cerveau et, au début de la grossesse, par les ovaires. Après la 8e semaine, c'est le placenta qui prend à lui seul le relais.

La prostaglandine

La prostaglandine, tout comme l'ocytocine, assouplit le col de l'utérus.

La relaxine

Grâce à la relaxine, la peau sera plus élastique et pourra se distendre plus facilement.
Un manque de relaxine va provoquer des vergetures.

La testostérone

À partir de la 8e semaine, un bébé de sexe masculin commence à sécréter de la testostérone, qui va être à l'origine de changements dans son cerveau.

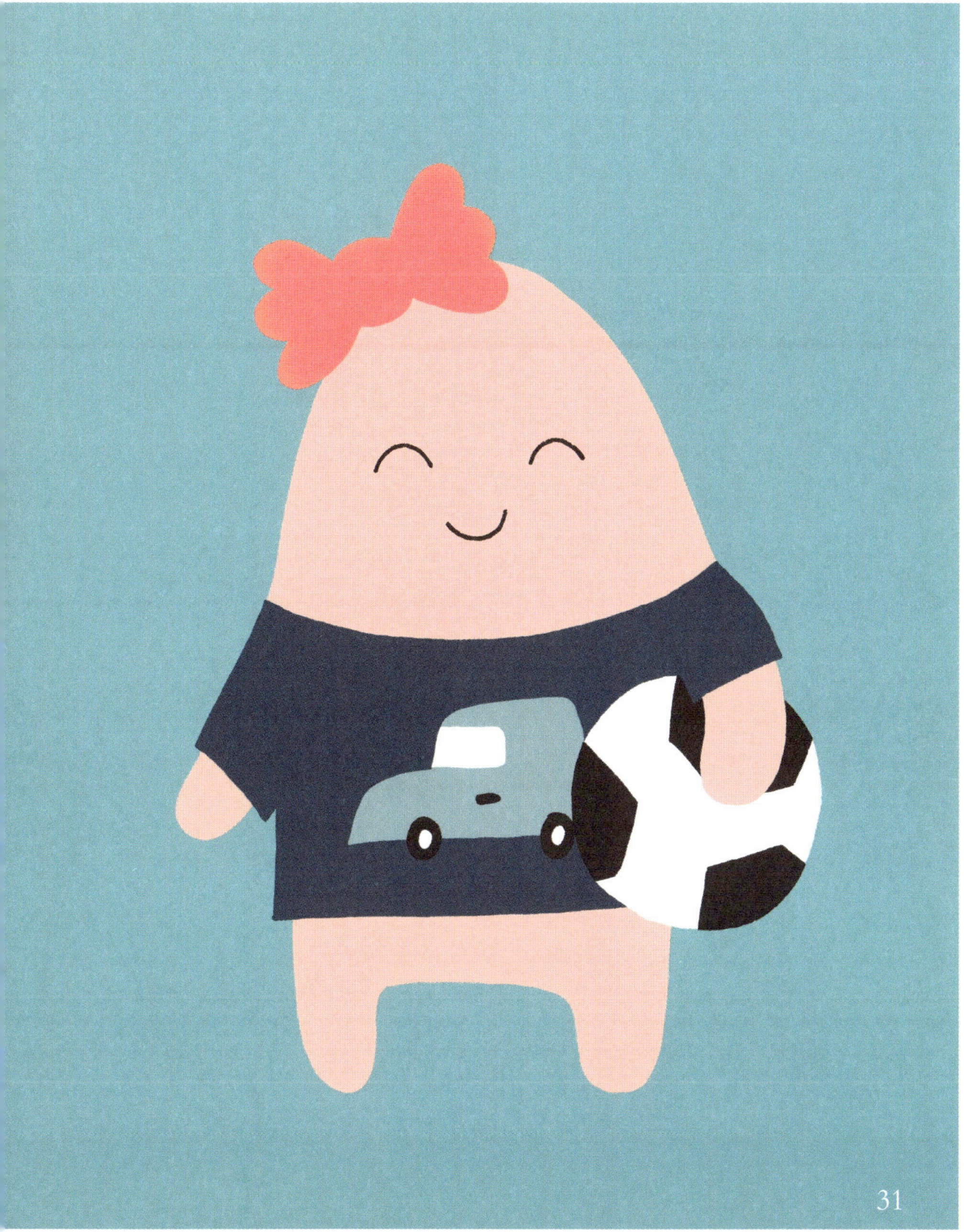

· SEMAINE 9 ·

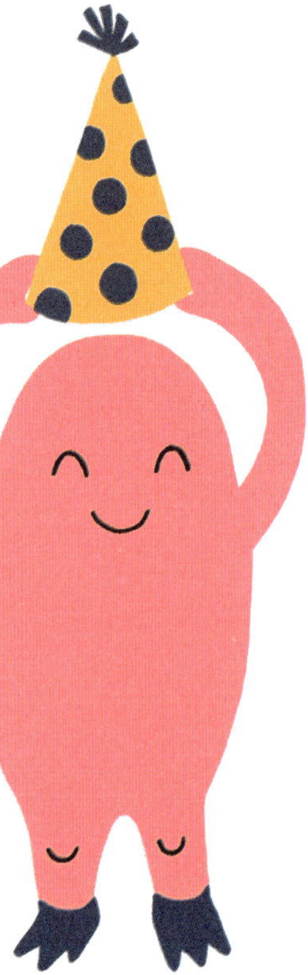

Le Bébé

L'embryon mesure 2 centimètres et pèse 2 grammes. La tête devient pointue et, en comparaison avec les bras et les jambes, la queue – oui, le bébé a une queue – est de plus en plus courte. Les coudes se forment, et on distingue les orteils au bout des pieds. L'ossification, c'est-à-dire la calcification et la solidification au préstade osseux, commence. Ce processus dure longtemps, et se poursuivra même après la naissance.

· SEMAINE 9 ·

La Maman

Pour une femme enceinte, c'est souvent une semaine dense. L'agitation est normale. Vous pouvez également être envahie par un sentiment de stress et préoccupée : comment ça va aller tout ça ? Ce sont des moments compliqués. Vous êtes complètement absorbée par votre grossesse, tandis que chez le futur papa, c'est comme s'il n'avait pas du tout conscience de la situation. Quand un homme devient papa pour la première fois, il ne réalise pas nécessairement le « sérieux » de la situation. Il doit se dire à peu près : « Oh, il me reste six mois avant de devenir papa, j'ai encore du temps avant de me réveiller. » Ou il entame une carrière de guitariste de rock metal et/ou lance une attaque informatique contre la BNP. Et vous, vous attendez qu'il vous rassure. Même si la situation paraît désespérée, n'allez pas trop vite déclarer sa disparition. Le bourreau de travail le plus acharné peut devenir en quelques semaines un être aimant et attentionné au contact d'un bébé, le joueur le plus accro aux jeux vidéo, un chef d'entreprise brillant. N'en attendez pas trop de lui pour l'instant. Ça ne vous est pas d'un grand secours de le voir s'éclater devant un jeu FIFA plutôt que d'exprimer ses sentiments par des mots. Ne le prenez pas mal : les hommes ont un tas de sentiments pour lesquels ils n'ont pas de mots. Probablement parce qu'ils n'en parlent jamais. Ça n'a donc pas beaucoup de sens de s'asseoir devant un homme et d'exiger une bonne conversation. Il vaut mieux faire quelque chose ensemble. Aller se promener ensemble en forêt. Faire les courses ensemble. Un homme se livre plus facilement quand il est épaule contre épaule plutôt que face à face.

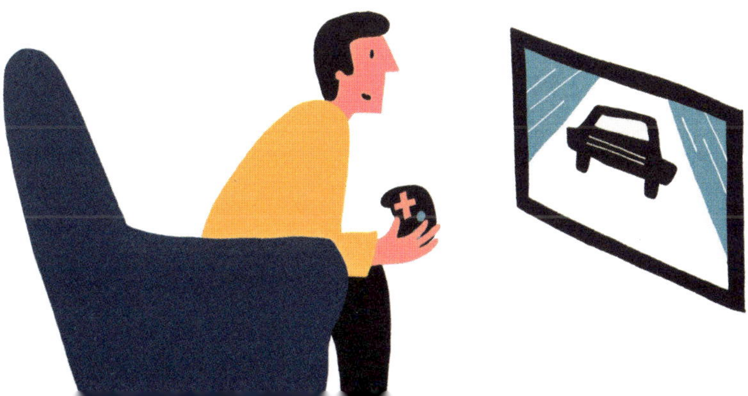

· SEMAINE 10 ·

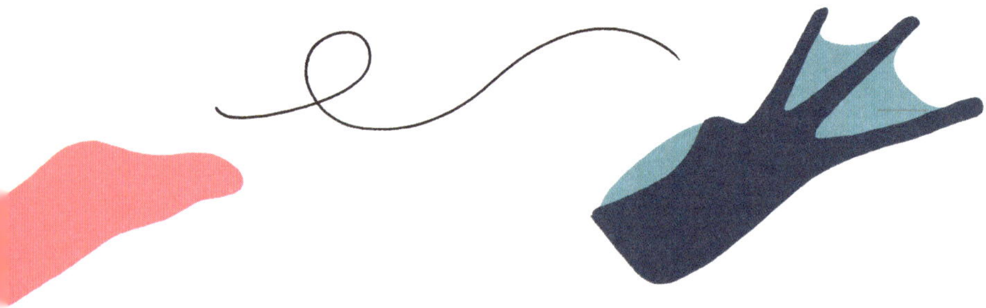

Le Bébé

Il mesure 3 centimètres et pèse 4 grammes. L'embryon prend 1 centimètre par semaine. Les bras et les jambes grandissent rapidement. Les membranes interdigitales aux pieds et aux mains disparaissent complètement. Durant cette semaine, la cavité thoracique est séparée de la cavité abdominale par les muscles du diaphragme, essentiels à la respiration.

· SEMAINE 10 ·

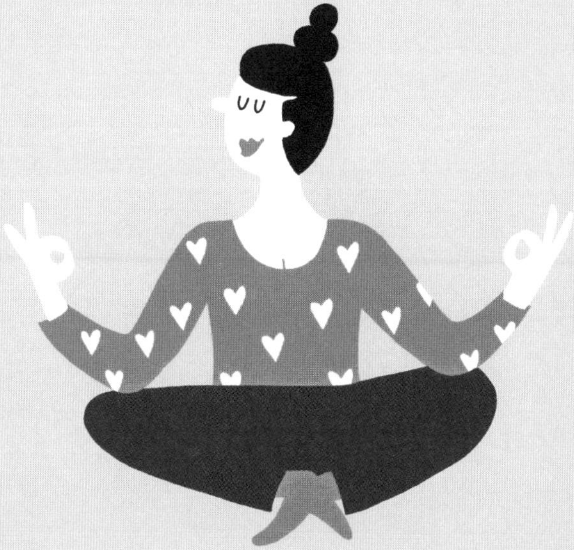

La Maman

Si vous êtes submergée par le stress pour des histoires de CPAM et de CAF, vous n'êtes pas au bout de vos peines car vous allez devoir affronter bien d'autres tracas. Relax ! Et si vous n'y arrivez pas, inscrivez-vous à un cours de yoga pour femmes enceintes ou de méditation, ou recherchez la solution zen qui va vous détendre. Vous êtes enceinte, n'ayez pas peur d'être trop légère, c'est une caractéristique inévitable de la grossesse. Même si en temps normal vous êtes tout l'inverse !

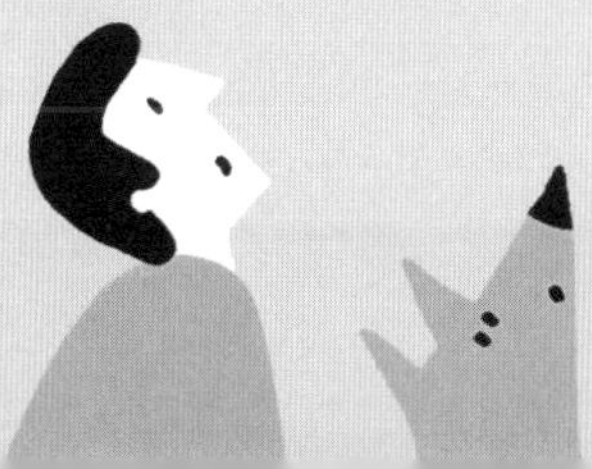

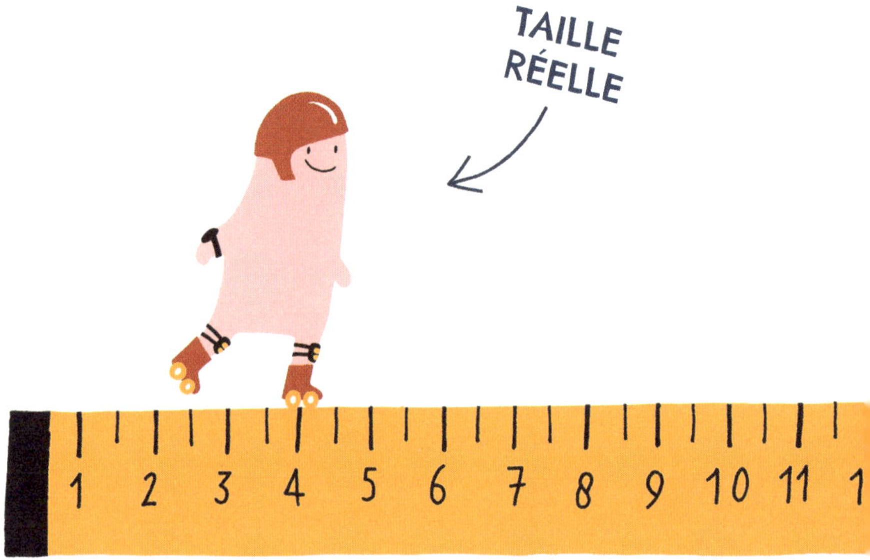

Le Bébé

Vous pouvez l'appeler « fœtus ». Les yeux, la bouche et le nez commencent à bien se développer. Le têtard est un petit bout d'homme (4 cm, 7 g) avec un vrai visage. Tout ce qui se trouve dans un adulte existe déjà dans le fœtus. L'estomac produit de l'acidité, les reins fonctionnent. Les grandes articulations comme les genoux et les coudes sont visibles.

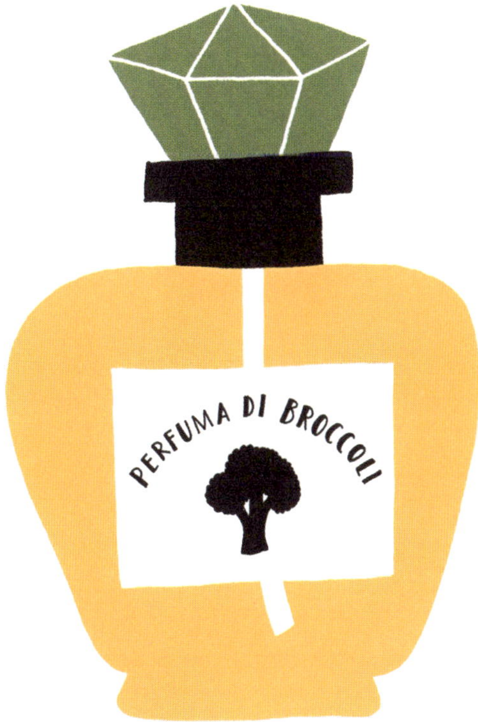

La Maman

Votre odorat est très fin. Vous pouvez vous orienter en ville les yeux fermés. Le rayon boucherie du supermarché vous répugne. D'un coup, vous avez de l'odorat pour les choses les plus folles. Il semble exister un lien entre les œstrogènes et l'odorat amplifié. Durant la période où elles sont fécondes, les femmes ont un meilleur odorat. À l'inverse, avant la puberté et après la ménopause, il est égal sinon inférieur à celui des hommes.

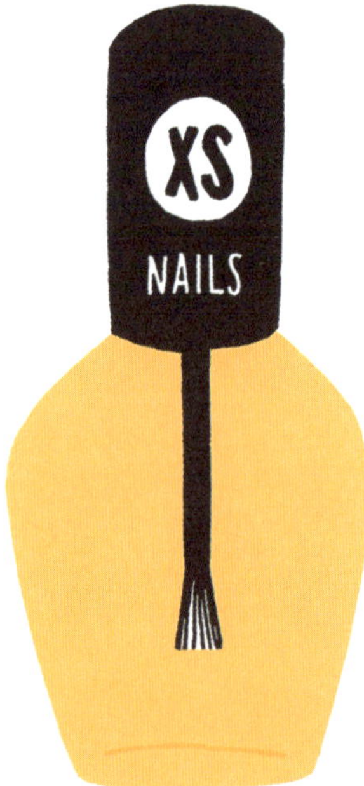

Le Bébé

Le fœtus mesure 5,5 centimètres et pèse 14 grammes. Les yeux qui au départ étaient situés sur le côté de la tête se sont déplacés vers l'avant ; les oreilles sont bien à leur place aussi. Des ongles poussent aux doigts et des cheveux apparaissent sur la tête. On devine une première ébauche de mâchoire autour de la bouche.

• SEMAINE 12 •

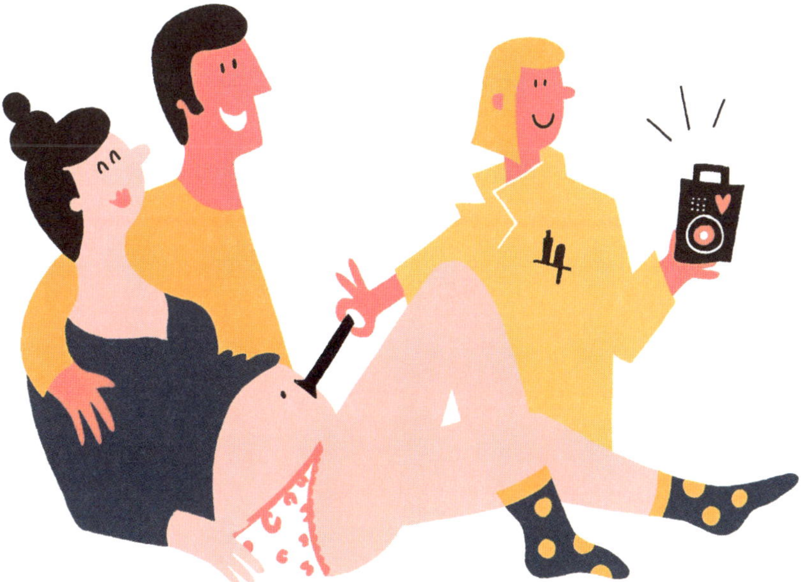

La Maman

La sage-femme ou le gynéco vous fait écouter le cœur lors du doppler. Essayez de venir avec votre mari car c'est un moment magique. Ce petit cœur courageux qui fait de son mieux pour battre au plus vite est le signe que le risque d'une fausse couche est devenu minime. Vous n'arrivez pas à bien écouter les explications de la sage-femme ou du gynéco. Et avec toutes ces hormones dans votre corps, il y a de grandes chances pour que vous ayez tout oublié une fois dehors. Ce sont les premiers signes de mamnésie. Pour cette raison aussi, il est préférable d'avoir quelqu'un avec soi. Voilà un bon prétexte pour décider votre mari à assister à cette réunion « importante ». Emmenez-le par la peau du cou s'il le faut !

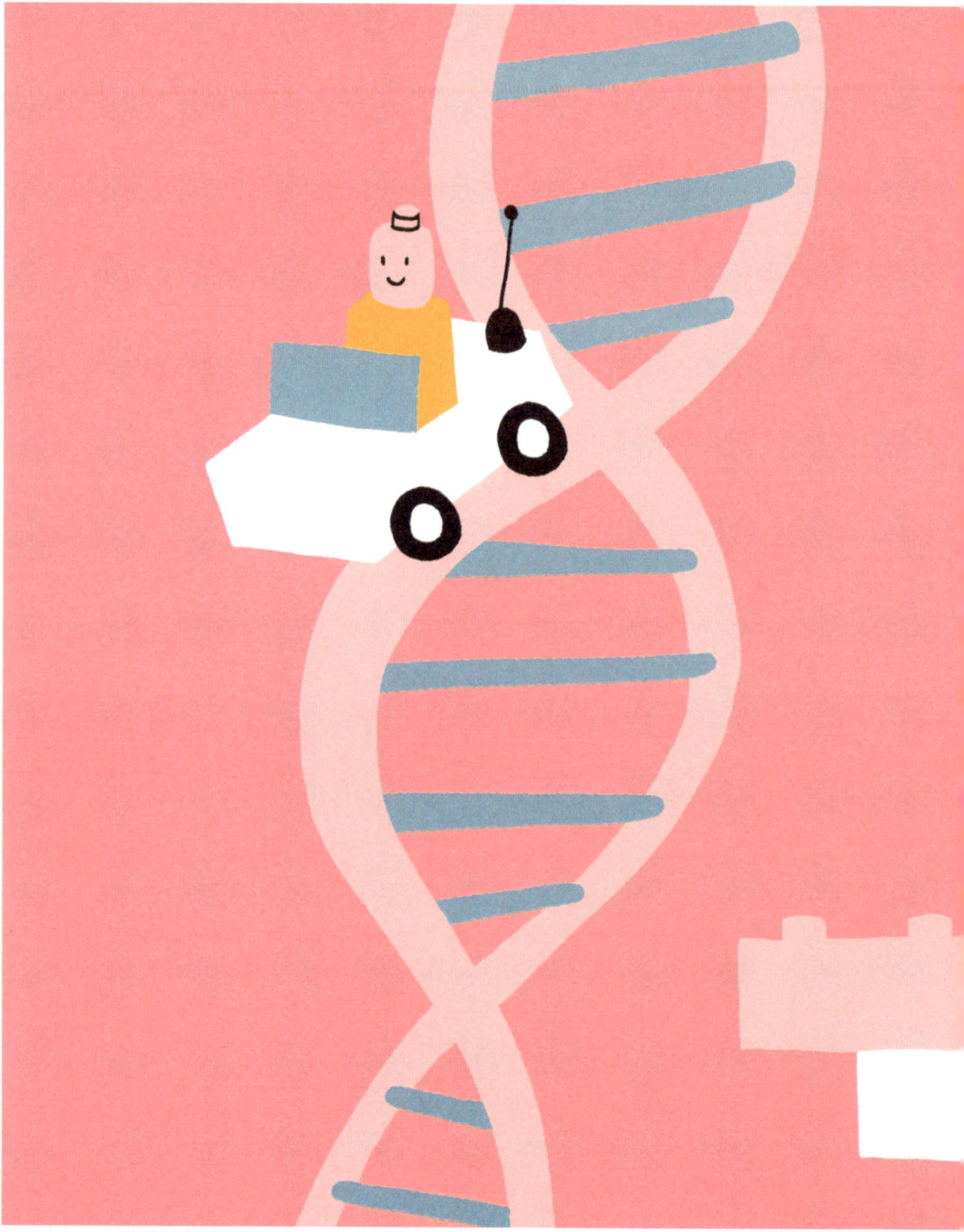

LES CHROMOSOMES : 23 PAIRES

Les chromosomes contribuent de manière importante à la grossesse. Mais que sont-ils au juste ? Petite leçon de microbiologie.

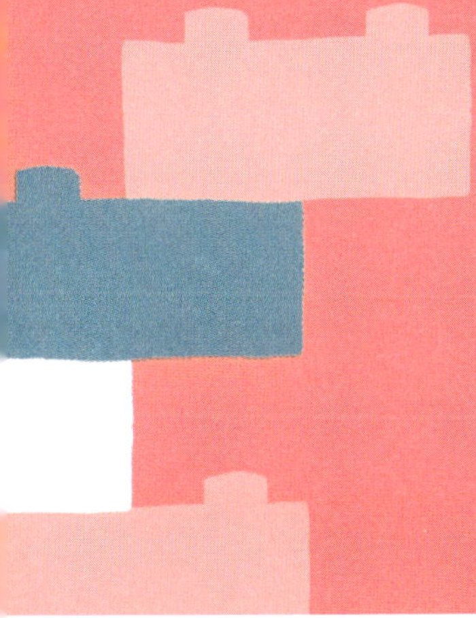

Nous sommes constitués de cellules dermiques, hépatiques, cérébrales, musculaires et ainsi de suite. Nous sommes un condensé de 10 à 100 milliards de cellules. C'est immense. Si vous inondez une pièce de sel et fermez la porte, il y a environ 1 milliard de grains. Multipliez donc par 10 ou 100.

Des protéines en forme de briques Lego®

Une cellule est un petit sac (membrane) qui contient une soupe d'eau, de sels, de graisses, d'hydrates de carbone et de protéines. Le corps possède plus de 50 000 sortes de protéines : des protéines dures « structurales » comme pour les cheveux et la peau, et les protéines « fonctionnelles » comme l'hémoglobine qu'on retrouve dans le sang et qui contient de l'oxygène. Vous pouvez comparer les protéines à des maisons, des voitures, des grues fabriquées en briques Lego®. Ces briques constituent les acides aminés. Il en existe une centaine de différents sur Terre, dont vingt sont essentiels. En d'autres mots, notre corps ne peut pas les fabriquer à partir d'autres acides aminés et minéraux. C'est la nourriture qui va les apporter.

L'échelle de corde ADN

Les protéines sont imbriquées selon un plan de montage strict. Celui-ci est précisément décrit dans une molécule d'ADN, pliée dans le noyau de chaque cellule du corps. Une molécule ADN est une sorte d'échelle de corde : deux montants parallèles reliés par des barreaux composés de quatre matières : thymine (T), adénine (A), cytosine (C) et guanine (G). Oubliez ces noms compliqués et, quand on évoque les acides aminés, retenez juste l'image des briques Lego® qui s'emboîtent. La thymine et l'adénine sont emboîtées à l'intérieur d'un barreau, la cytosine et la guanine également. Si vous tirez les deux montants de l'échelle, l'une est complémentaire de l'autre. Une demi-molécule d'ADN peut donc être utilisée comme modèle pour fabriquer l'autre moitié.

L'échelle de corde est une sorte de livre. Les séries de lettres que vous pouvez assembler avec les quatre matières (T, A, C et G) peuvent se lire comme un livre de cuisine. Ainsi, TACATGGCACCTATT est la recette d'une protéine simple. La suite raconte comment les acides aminés sont reliés les uns aux autres. Le code ci-dessous se traduit comme suit :

TAC: début
ATG: prendre la brique Lego® tyrosine
GCA: la mettre sur la brique arginine
CCT: rajouter par-dessus une pièce d'acide aminé glycine
ATT: fin

Sur une molécule ADN, on trouve des milliers de recettes codées de ce genre : des plans de montage de protéines. Un plan de montage de protéines s'appelle « un gène ». Mais l'ADN ne contient pas que des gènes. Il y a de longues portions de textes sans signification ou dont on ne connaît pas encore l'utilité.

Pour pouvoir contenir tous les codes du corps, une molécule ADN mesure plusieurs mètres. Le fil ADN s'empêtrerait s'il n'était pas enroulé comme un fil de cerf-volant autour de protéines spéciales, qui agissent comme des dévidoirs. Ces espèces de dévidoirs sont au nombre de 23, qui peuvent maintenir la forme d'une seule torsade ADN. Et ce dévidoir – y compris le brin ADN – s'appelle « un chromosome ».

Le daltonisme

Les chromosomes vont par paires : l'un est transmis par le père, l'autre par la mère. Chaque noyau de cellule humaine contient 46 chromosomes, soit 23 paires de chromosomes. Pour chaque protéine, il existe un plan de fabrication double. L'une construite selon le plan de fabrication du père, et l'autre de la mère. Un père avec le groupe sanguin A et une mère du groupe B auront des enfants du groupe AB. Parfois, un gène est dominant, comme dans le cas de la couleur des yeux. Le brun est dominant et le bleu récessif. Les protéines qui font les yeux bruns fournissent assez de pigment pour que les yeux soient bruns. Le fait d'avoir deux protéines distinctes pour une seule fonction est un facteur de sécurité. S'il y a une anomalie dans l'ADN de la mère, l'ADN du père peut compenser cette anomalie. Et inversement.

Chez les filles, toutes les paires de chromosomes sont symétriques. Les chromosomes se ressemblent et contiennent les mêmes gènes à la fois. Chez les garçons, toutes les paires de chromosomes sont semblables, sauf une. Cette exception, c'est le chromosome X de la mère qui s'oppose au chromosome Y du père. Le chromosome Y est beaucoup plus court que le chromosome X et contient seulement des gènes liés à la production de testostérone. Dans le cas du chromosome X chez les hommes, il n'y a donc pas de plan B. Une anomalie sur le chromosome X pour un garçon est porteuse de conséquences. Par exemple, le daltonisme rouge-vert vient d'une anomalie sur le chromosome féminin. Pour qu'une fille soit daltonienne, il faut que les deux chromosomes présentent une anomalie. Les filles daltoniennes sont donc plus rares.

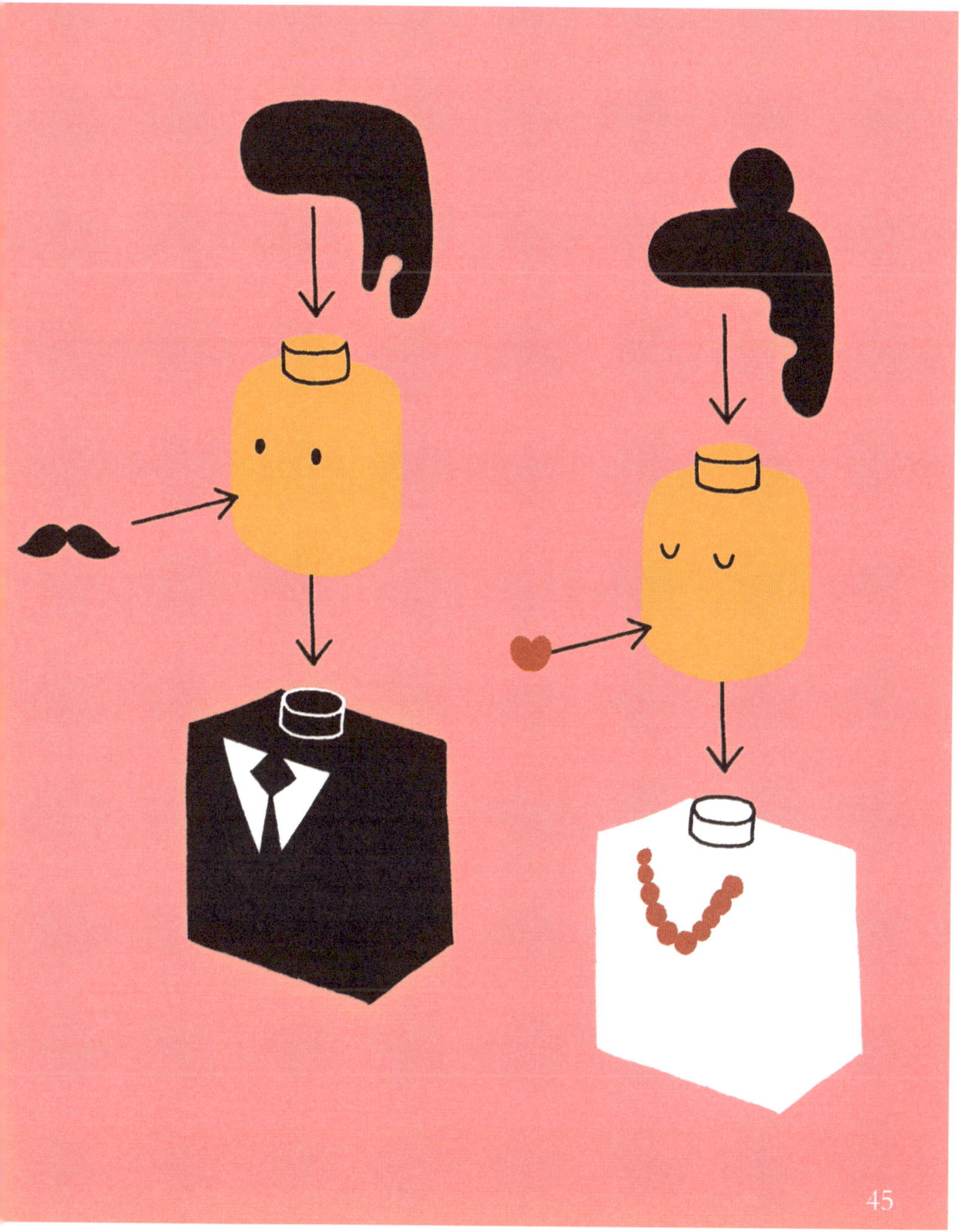

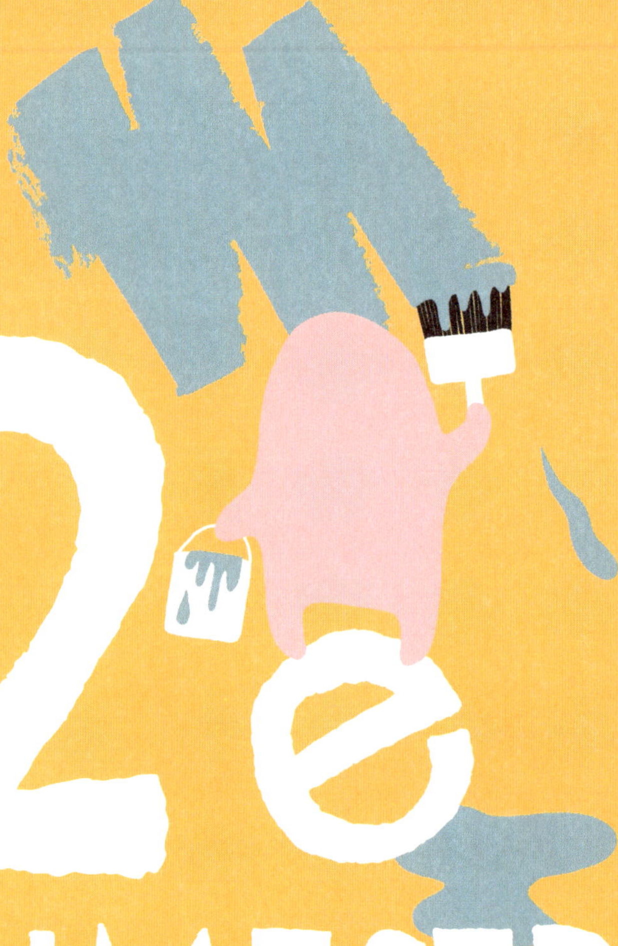

2e TRIMESTRE

Le bébé est déjà formé en grande partie. Dans votre ventre, il y a un petit être. Les organes sont formés. Maintenant, tout doit mieux se passer. La pression redescend d'un cran. De nombreuses femmes se sentent en pleine forme et énergiques au cours de ce deuxième trimestre, elles ont envie de bâtir une maison ou du moins de repeindre les murs et d'aménager une chambre pour le bébé. Votre grossesse va commencer à se voir. Vos seins grossissent, votre ventre s'arrondit et, pour la première fois, vous allez sentir votre bébé bouger.

· SEMAINE 13 ·

Le Bébé

Le bébé (7,5 cm, 23 g) commence à ressentir des sensations. Il peut remuer ses petits doigts minuscules s'il le veut. C'est comme si vous aviez des petits doigts avec lesquels vous pourriez sentir votre visage miniature pour la première fois et faire des bulles avec vos lèvres. Pour un débutant, c'est top ! Il trouve peut-être même du plaisir à sucer son pouce. Ça l'occupe parfois durant des heures. Ses papilles gustatives et son nez lui font découvrir le goût et l'odorat.

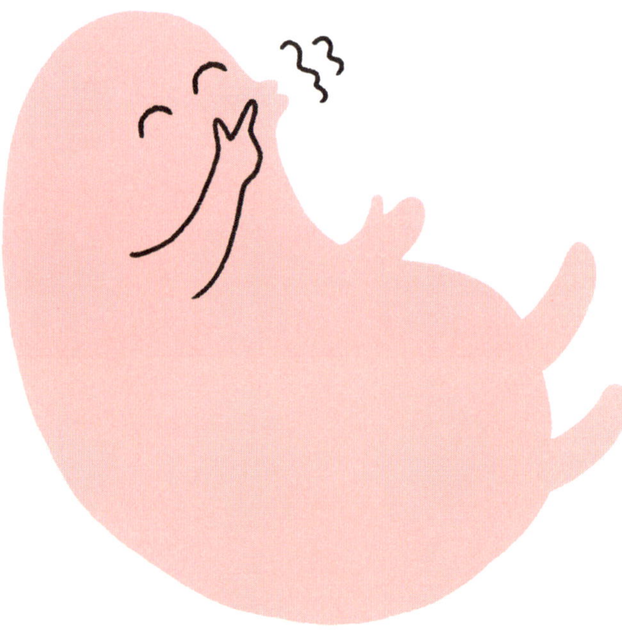

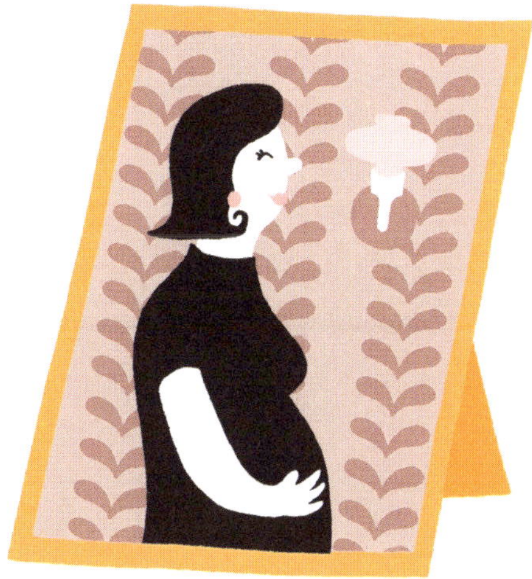

La Maman

Sous l'influence des hormones et de tous les changements dans votre vie, vous allez vous attarder sur des choses auxquelles vous n'accordiez pas beaucoup d'importance. Votre propre mère a vécu la même chose avec vous dans son ventre. Tout se présente sous un jour nouveau. Parfois, vous avez envie de pleurer et vous avez besoin d'une épaule sur laquelle vous reposer. Il y a trois mois, vous étiez occupée à manger une poule au pot en regardant le JT du 20 heures, maintenant vous ne supportez plus de voir un enfant en pleurs ou des images de guerre. Réalisez-vous que les hommes font parfois le chemin inverse ? Ils pensent : « Mince, je suis dans un train qui dévale une pente. Il ne me reste plus que quelques mois de répit pour achever mon chef-d'œuvre. » Les hommes sont seulement sur le point de rejoindre le champ de bataille, alors que vous êtes en plein dedans et auriez besoin de leur épaule réconfortante. Comprenez : vous êtes déjà mère. Vous avez un bébé dans le ventre. Lui ne se sent pas encore père. Ça va bientôt venir. Dites-lui juste que vous vous sentez malheureuse ou seule et que vous voudriez qu'il vous serre dans ses bras. La plupart des hommes aiment réconforter les filles tristes. Ils ont juste besoin d'un peu d'aide en cours de route.

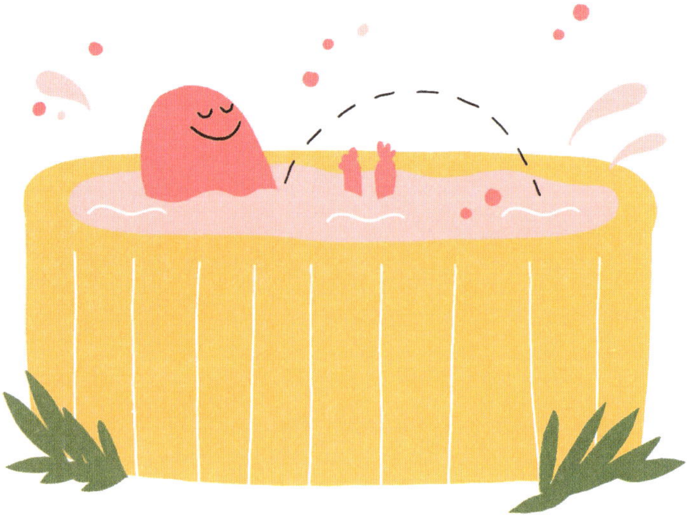

Le Bébé

Bien que la plupart de ses déchets passent par le cordon ombilical, le bébé (9 cm, 43 g) commence à uriner dans le liquide amniotique. Les reins qui étaient déjà présents à la 6e semaine fonctionnent. Il met son pouce en bouche. Il ingurgite du liquide amniotique, qui passe dans les reins et ressort avec l'urine. C'est prépondérant pour la qualité du liquide amniotique, qui est un mélange de plasma, d'urine du bébé et de plus de 200 protéines, issues du bébé et de la maman. Ce liquide est magique : les bactéries ne peuvent pas s'y multiplier, ce qui explique que les infections après une amniocentèse soient très rares. Le liquide amniotique permet au bébé de faire d'agréables exercices de natation, protégé des chocs, et la température y est constante, que vous ayez chaud ou froid. Le liquide aide aussi le bébé à exercer ses poumons puisqu'il l'inspire et l'expire.

· SEMAINE 14 ·

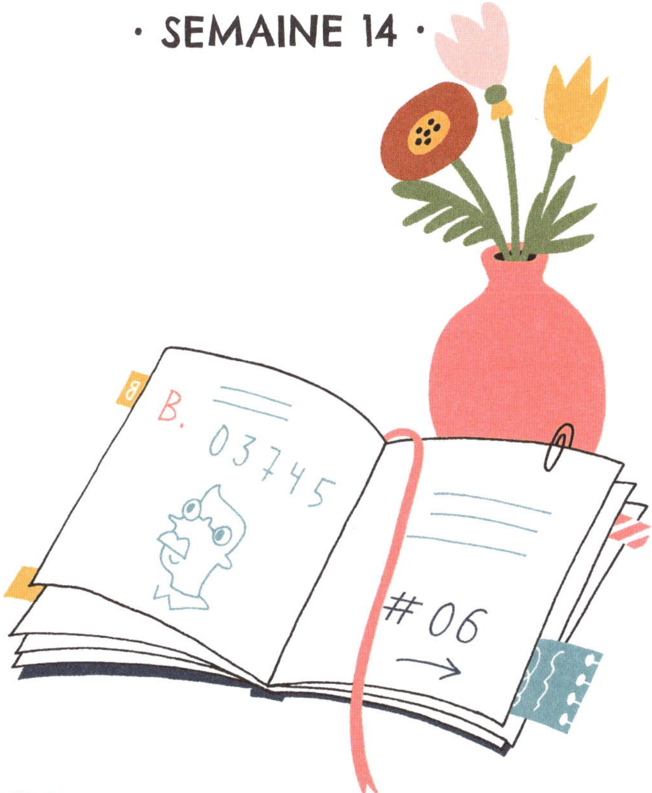

La Maman

C'est le début du deuxième trimestre où vous vous sentez sûrement mieux (si vous ne vous sentiez pas bien). Vos ovaires fabriquent moins de bêta-HCG, l'hormone qui contribuait à vous rendre nauséeuse. De temps en temps, vous vous faites du souci pour le bébé, à propos de vous-même, à cause de ce père loufoque, sur vos douleurs au ventre ou celles que vous n'avez pas. Les inquiétudes font partie de la grossesse, mais si elles deviennent trop importantes, décrochez le téléphone et appelez tous les obstétriciens, gynécologues et sages-femmes du coin jusqu'à ce que vous ayez la réponse qui vous semble être la bonne. Bienvenue dans le monde des mamans qui ne se laissent pas embobiner par le premier médecin, beau parleur ou… écrivain !

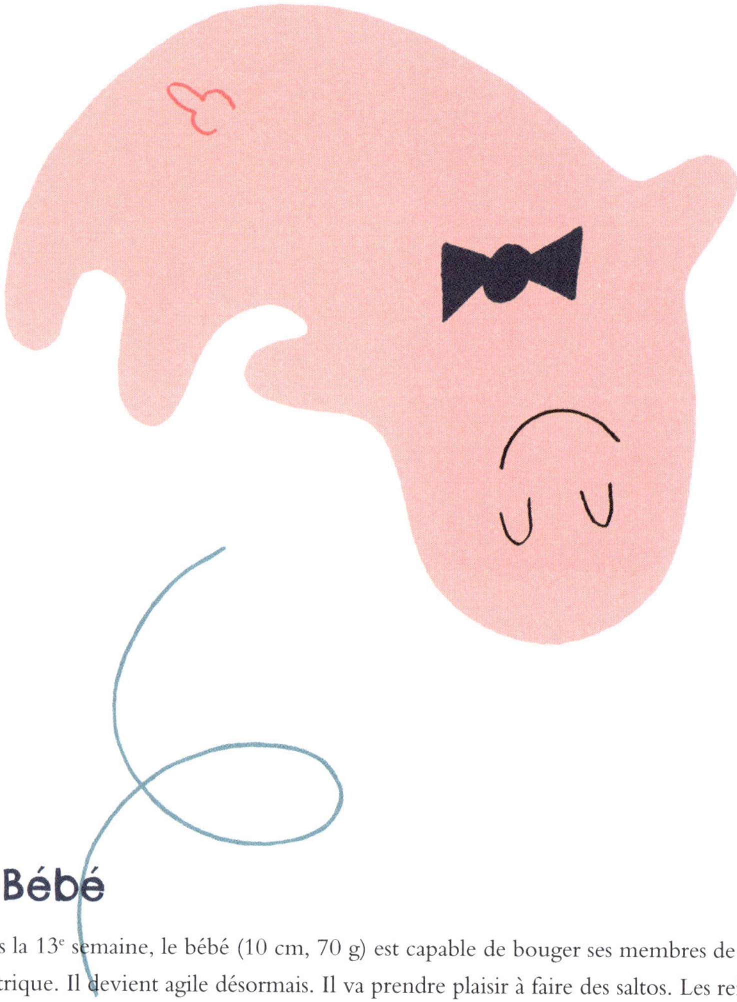

Le Bébé

Depuis la 13ᵉ semaine, le bébé (10 cm, 70 g) est capable de bouger ses membres de manière asymétrique. Il devient agile désormais. Il va prendre plaisir à faire des saltos. Les reins continuent à se développer et le tronc rattrape tout doucement la taille de la tête, qui paraît encore énorme. Un duvet recouvre le corps.

· SEMAINE 15 ·

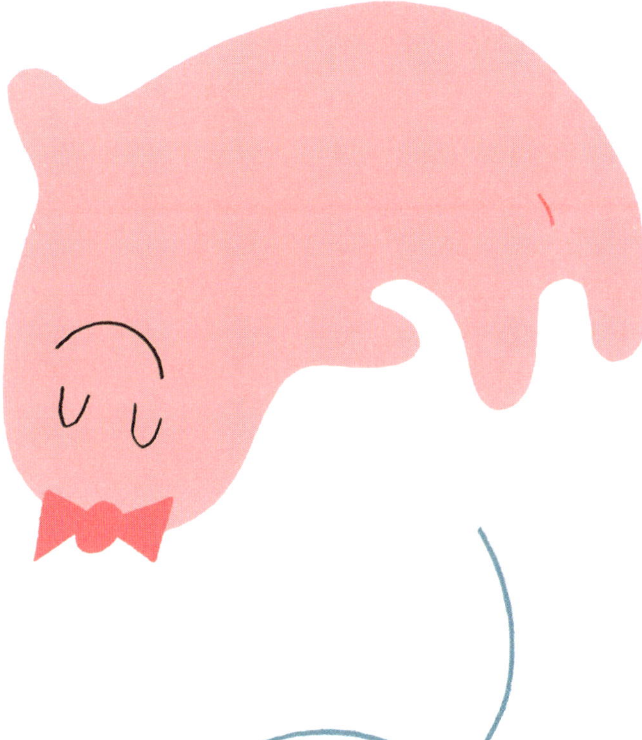

La Maman

À partir de la 14e ou 15e semaine, le sexe du bébé est identifiable. Patience, il faudra attendre jusqu'à la 21e semaine pour faire l'échographie morphologique et savoir si vous aurez une fille ou un garçon.

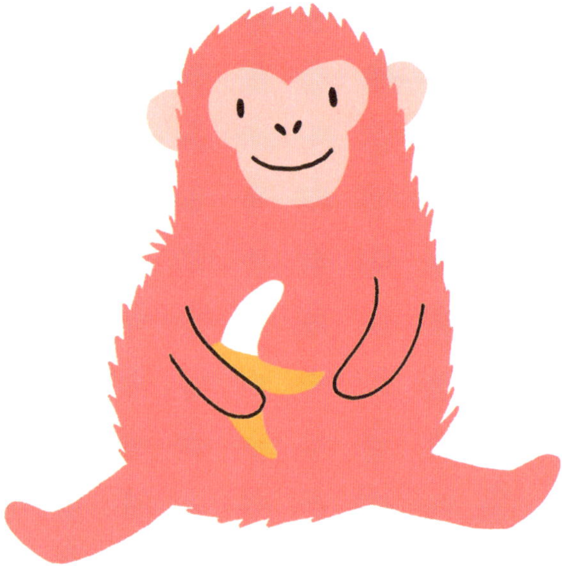

Le Bébé

Des petits cheveux poussent sur la tête du bébé (12 cm, 100 g). Ils vont couvrir toute sa peau la semaine qui suit, sauf la plante des pieds et la paume des mains. Les cheveux sont incolores et très doux. C'est une autre pilosité que le duvet qui nous recouvre. On l'appelle « le lanugo », et il est d'ailleurs également présent chez les bébés singes à la même période. Chez l'homme, ce duvet disparaît après le huitième mois de grossesse, même si certains bébés l'ont encore à la naissance. Les sourcils, qui commencent à pousser, ont une autre consistance : ce sont des poils terminaux. Plus tard, le poil terminal apparaîtra aussi sur la tête. C'est ce que nous nommons « les cheveux ».

La Maman

Les mamans expérimentées savent généralement distinguer à cette période les mouvements du bébé des gargouillis de leur ventre. Ça donne un peu l'impression d'un gaz en formation ou comme si un lutin fabriquait du pop-corn dans votre ventre, mais un peu différemment. Entre maintenant et les six prochaines semaines, vous saurez avec certitude si c'est bien le bébé que vous sentez. Les femmes enceintes transpirent davantage. La composition du sang a quelque peu changé, et de ce fait les tissus sont plus irrigués. Ce qui est comique, c'est que ça fait boire beaucoup. Et quand on boit beaucoup, on élimine plus d'eau. Chez beaucoup de femmes apparaît aussi une ligne sombre, du nombril au pubis, la *linea nigra*. Elle est due à une intensification de la pigmentation. Et vous avez le nez congestionné. Cette impression de rhume typique de la grossesse vient du surcroît de sang qui afflue dans les tissus. Ça bouche un peu. Pour les mêmes raisons, les saignements de nez peuvent être fréquents. Dès maintenant, vos anticorps passent dans le sang du bébé. C'est le moment de prendre rendez-vous pour une échographie structurelle entre la 21e et la 24e semaine. On va regarder si le bébé grandit bien ou s'il présente des anomalies spécifiques, si ses organes se développent bien et s'il a suffisamment de liquide amniotique.

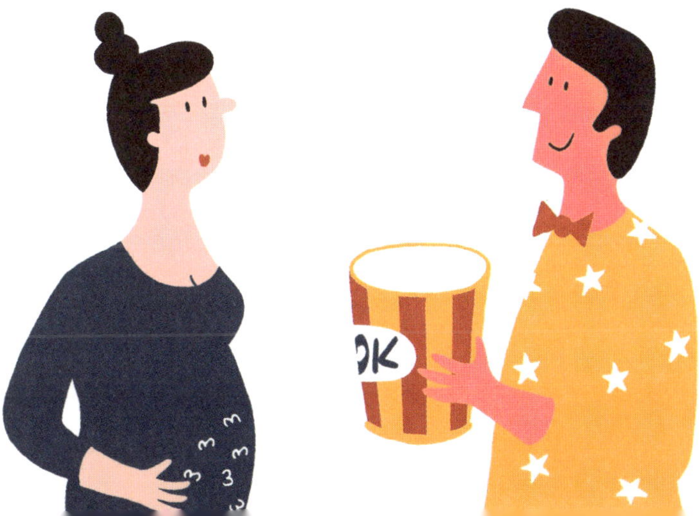

LE SEXE DU BÉBÉ

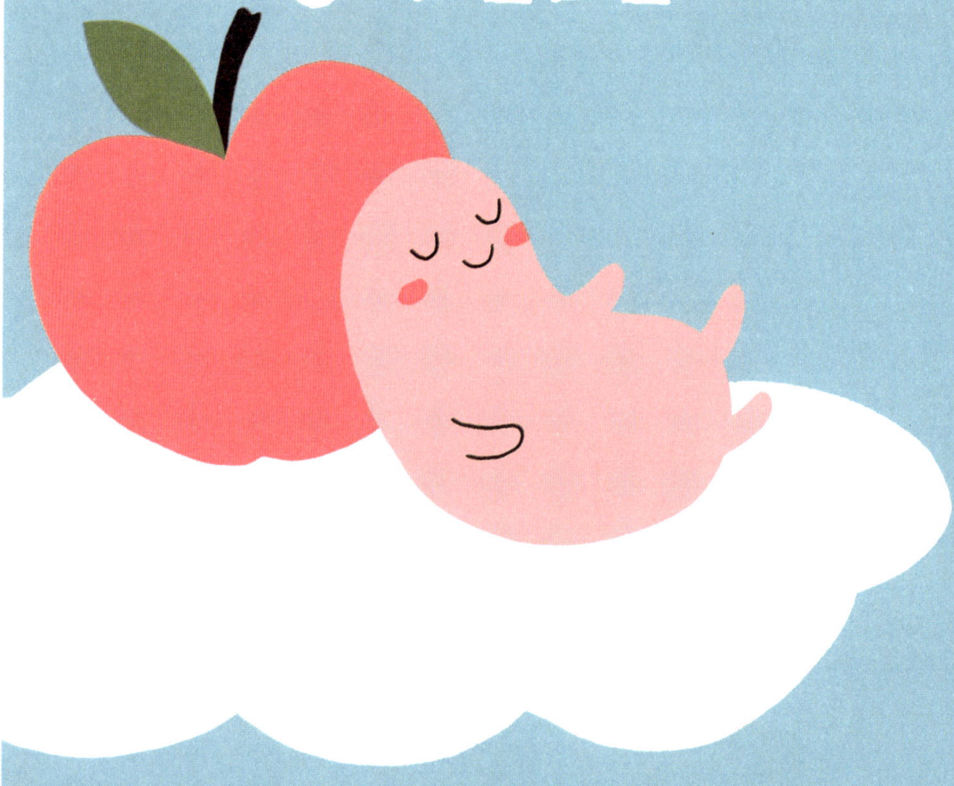

Qu'avez-vous donc dans le ventre ? Y a-t-il un petit d'homme ? N'est-ce pas pour rien qu'on l'appelle « un fruit » ? Imaginez que vous soyez enceinte de jumeaux. Avez-vous dans votre ventre des jumeaux depuis le début ou un fruit qui se divisera en deux plus tard ? Si vous trouvez ces questions débiles, passez au chapitre suivant. Si vous aimez réfléchir à ce genre de questions, voyez ci-après...

L'ovocyte

L'ovocyte est une petite boule de rien du tout, qui ne sait rien, ne ressent rien et ne pense pas. Mais vous pourriez dire aussi que, dès la fécondation, il y a de l'ADN, et que le noyau d'une nouvelle personne, avec une manière unique de penser et de faire, est créé à ce moment. Que « l'âme », pour le dire spirituellement, est en principe présente. C'est la raison pour laquelle certaines communautés religieuses considèrent la pilule du lendemain comme un meurtre.

Les jumeaux

Mais comment ça se passe pour des jumeaux ? Un ovocyte peut se développer en jumeaux monozygotes, deux individus avec le même ADN, qui ont pourtant un autre caractère, donc deux « âmes ». Le moment où des jumeaux existent est celui de la gastrulation, deux semaines après la fécondation, là où apparaît une âme individuelle. Pour cette raison, aux Pays-Bas (et dans de nombreux pays), on ne peut faire de recherches sur les ovocytes que 14 jours après la fécondation.

L'EEG

Des bioéthiciens estiment qu'une personne commence à vivre dès qu'une activité cérébrale est visible sur un électroencéphalogramme (EEG). Il en va de même après un accident : quand une personne n'a plus d'activité cérébrale, elle est déclarée cliniquement morte et ses organes, si elle a dit qu'elle y était favorable, peuvent être prélevés. Alors pourquoi ne pas inverser la situation et utiliser la première activité cérébrale mesurable par EEG pour déterminer quand quelqu'un « vit » ? C'est en phase avec la philosophie de Thomas d'Aquin pour qui l'âme du bébé durant la grossesse était déterminée dès que le corps s'était suffisamment développé pour qu'il puisse contenir l'esprit humain rationnel. Les premiers signes cérébraux sont mesurables dès la 12e semaine. Les premières vagues cérébrales apparaissent seulement après 24 semaines.

La naissance

Il existe encore des biologistes qui considèrent la naissance comme étant la frontière de la vraie vie humaine parce que c'est à ce moment-là que le bébé vit pour la première fois sans le corps de sa mère. Les poumons, le cœur et les vaisseaux sanguins changent dès qu'il prend sa première respiration. Certains disent que le fœtus dans le ventre n'est jamais vraiment éveillé et que le bébé ne s'éveille pour la première fois véritablement que juste après sa naissance.

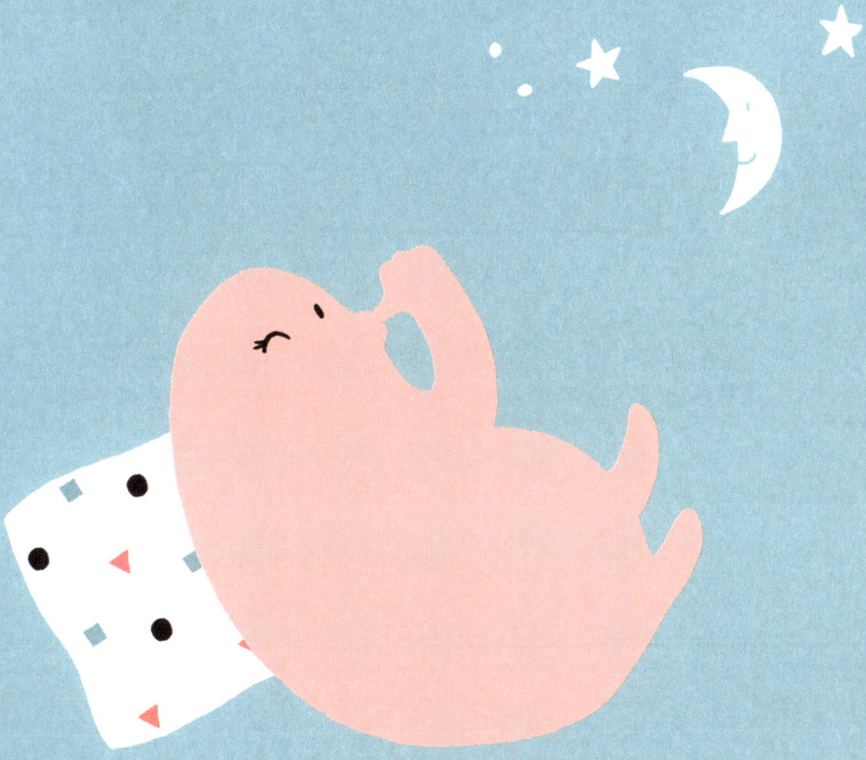

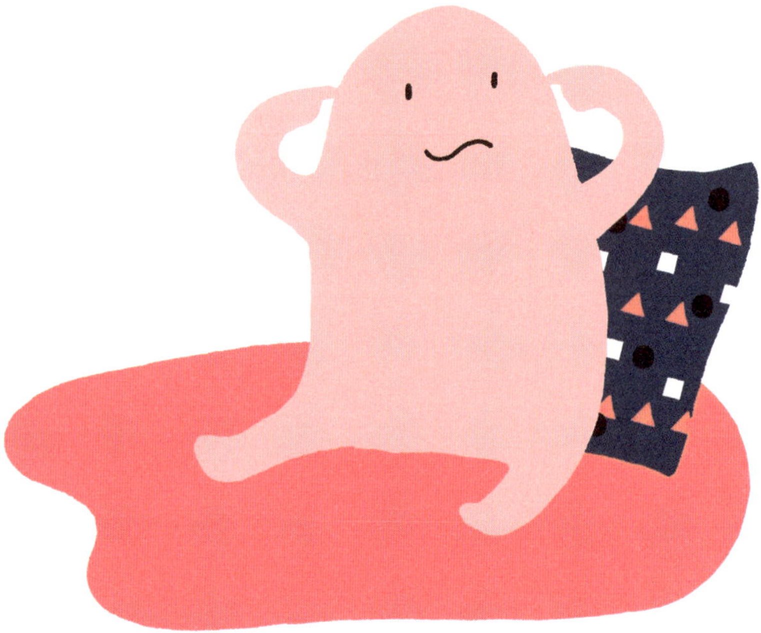

Le Bébé

Le système auditif du bébé (13 cm, 140 g) est en place, et il vous entend peut-être chanter. Entre maintenant et la 20e semaine, il va percevoir les premiers sons de l'extérieur. Certaines femmes remarqueront que la réponse à un rire se traduit par un coup dans le ventre. Si vous ne sentez rien, pas d'inquiétude : ça peut encore venir dans quelques semaines.

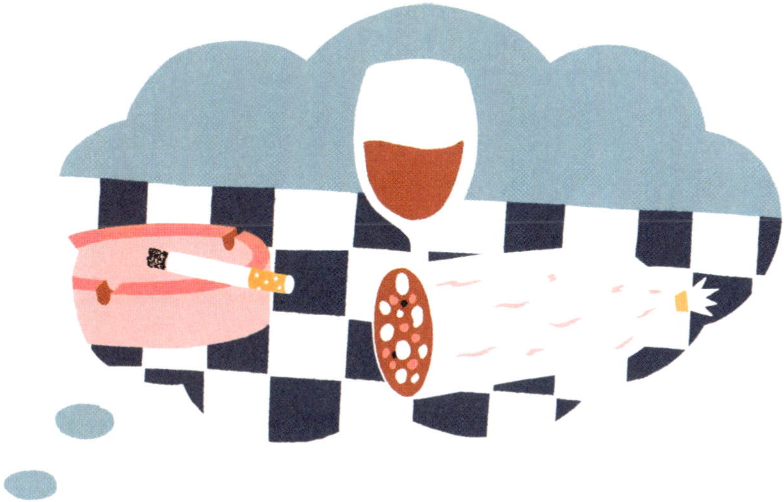

La Maman

Vous vous sentez en forme durant cette phase de la grossesse. Vous avez les joues roses. Maintenant que votre ventre rond est bien visible, vous allez peut-être être irritée par les interdits. Vous ne pouvez pas boire de vin, fumer de cigarette, manger du chorizo. Vous laissez volontiers le nettoyage de la litière du chat à quelqu'un d'autre. Vous vous sentez constamment observée et critiquée par tout le monde, surtout quand vous ne pouvez pas vous retenir d'allumer une cigarette ou d'avaler une gorgée de vin. Vous êtes en proie à un sentiment de culpabilité et d'irritation vis-à-vis de tous ces pédants qui semblent très bien savoir ce qui est mauvais pour votre bébé. « Avec deux verres d'alcool par semaine, le risque est plus grand que blablabla… » « Les scientifiques disent que les enfants de mères qui fument et patati et patata… » Vous n'êtes quand même pas un rat de laboratoire ou un point sur un graphique de statistiques ! Vous ne buvez pas et vous n'avez pas 0,2 % ou le double de je-ne-sais-quoi. Vous avez tout à fait raison. Mais lisez quand même le passage sur le cerveau (p. 78).

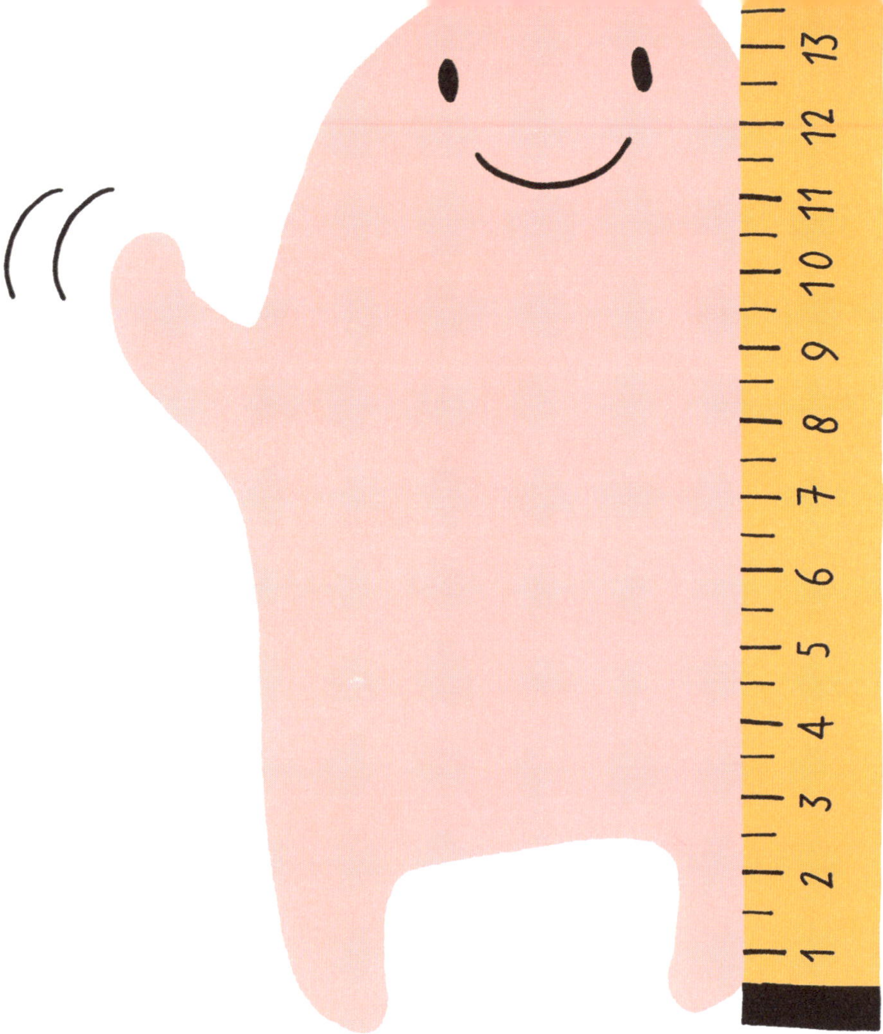

Le Bébé

Le bébé grandit rapidement et mesure environ 14 centimètres pour 200 grammes. Le corps continue à rattraper son retard sur la taille de l'énorme tête, et les proportions commencent à devenir harmonieuses.

· SEMAINE 18 ·

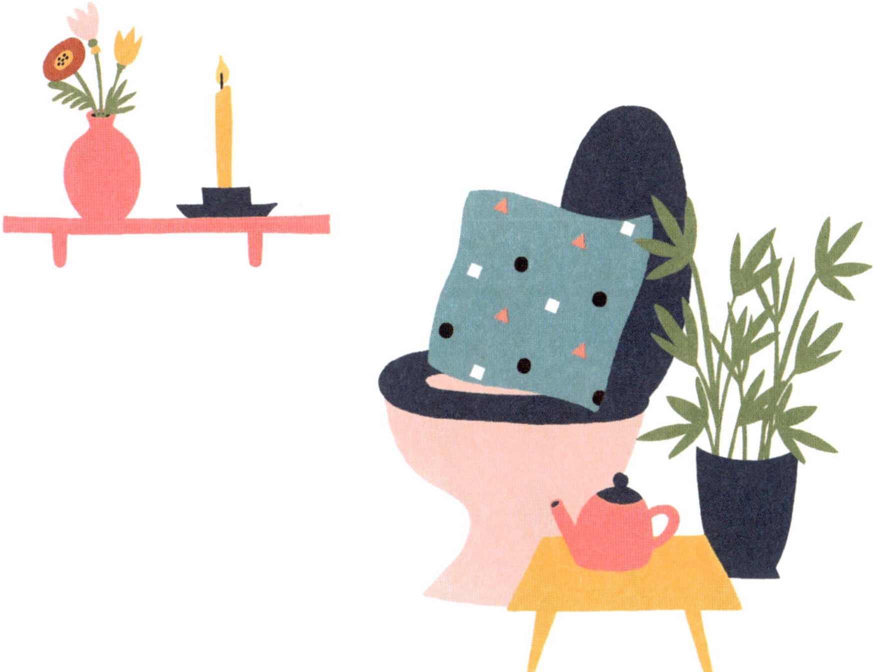

La Maman

Il se peut que vous soyez prise d'étourdissements ou que votre respiration soit plus courte, des taches sombres peuvent apparaître sur votre peau. Si vous êtes enceinte l'été, utilisez de la crème solaire pour prévenir les taches sur le visage. C'est aussi la semaine où le placenta prend totalement le relais de la production de progestérone. Vous avez parfois l'impression de passer votre vie aux toilettes. Les scientifiques ne sont pas encore d'accord pour dire si la constipation est provoquée par la progestérone ou les œstrogènes, mais les hormones de la grossesse semblent relâcher les muscles autour des intestins, ce qui ralentit le transit. L'ingestion de fibres et de longues balades aideront quelque peu la nature. Un peu de lecture aux W.-C. et un Smartphone chargé ne peuvent pas faire de mal non plus.

· SEMAINE 19 ·

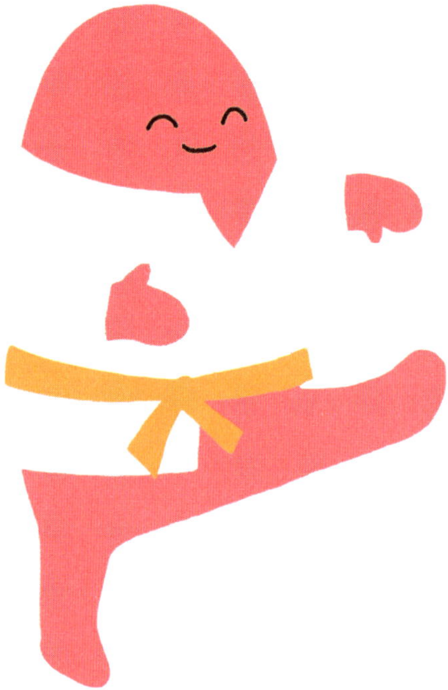

Le Bébé

Le bébé (15 cm, 240 g) commence vraiment à découvrir des choses. Ses cinq sens sont connectés aux parties respectives du cerveau. Dès cette semaine, le système nerveux à la surface de la peau commence à se développer le long de la colonne vertébrale, et le bébé acquiert ses premiers mouvements réflexes. Avant cela, les mouvements étaient probablement des contractions involontaires. Une couche de myéline apparaît autour des nerfs grâce à laquelle les signaux peuvent passer plus vite à travers eux. Si le bébé est une fille, elle va déjà développer des ovaires et des ovules : vous êtes donc en quelque sorte grand-mère.

· SEMAINE 19 ·

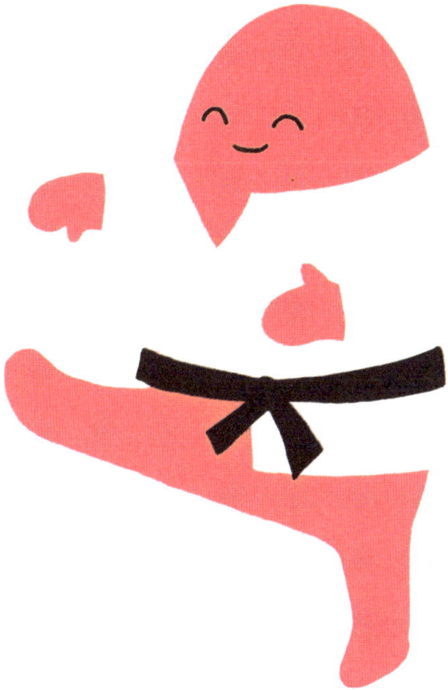

La Maman

Vous sentez bien les petits coups du bébé, même vers l'extérieur de votre ventre. Et si vous changez votre main de place, le bébé vient parfois s'y coller. Si votre placenta est sur l'avant, il se peut que vous ne remarquiez pas grand-chose. Certaines femmes sentent bouger le bébé seulement après 24 semaines. Là, c'est parfois une drôle de période. Vous n'avez plus la nausée, vous n'êtes plus fatiguée, mais vous ne sentez pas encore votre bébé. Vous vous sentez normale.

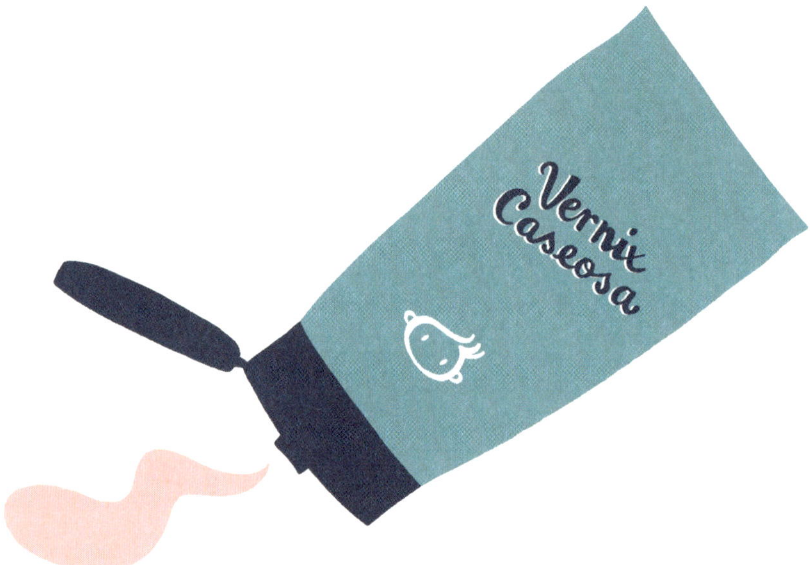

Le Bébé

Le bébé mesure 16 ou 17 centimètres et pèse 300 grammes (on est à la moitié de la grossesse, vous allez croire que quelque chose ne tourne pas rond). Cette période est importante pour la peau du bébé. Elle ne se compose que de deux couches : celle en surface (épiderme) et celle en dessous (derme). Le bébé donne l'impression d'être badigeonné d'une crème grasse : c'est le *vernix caseosa*. Il contient des protéines antibactériennes et protège la peau du bébé.
On recommande d'ailleurs de ne pas l'ôter tout de suite après la naissance.

· SEMAINE 20 ·

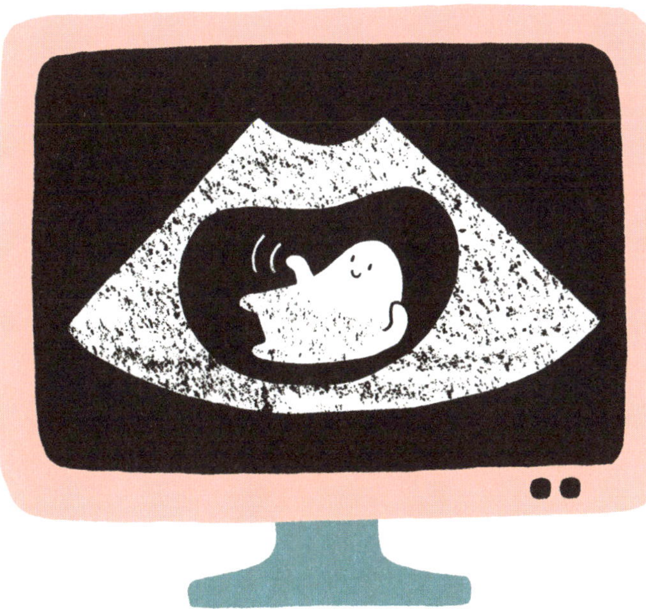

La Maman

Vous en êtes à la moitié de votre grossesse. Les poumons du bébé sont formés et n'ont plus qu'à grandir. Souvent, l'échographie morphologique a lieu dans les semaines qui viennent, c'est-à-dire entre la 21e et la 24e semaine. En 30 à 45 minutes, on vérifie minutieusement si tout se trouve au bon endroit chez le bébé. Et même si l'échographie n'est pas prévue pour cela, elle pourra dire si le bébé est de sexe masculin ou féminin.

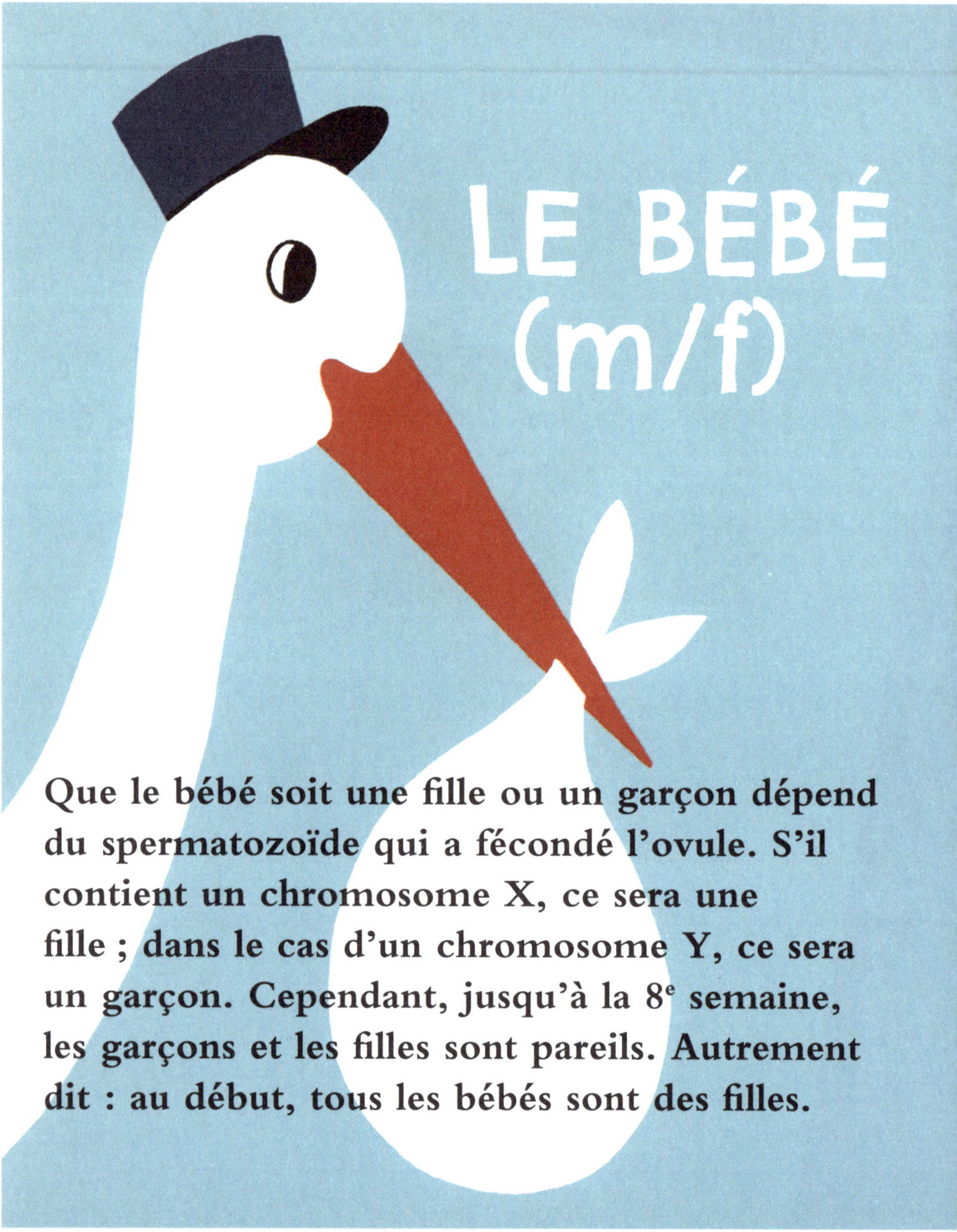

LE BÉBÉ (m/f)

Que le bébé soit une fille ou un garçon dépend du spermatozoïde qui a fécondé l'ovule. S'il contient un chromosome X, ce sera une fille ; dans le cas d'un chromosome Y, ce sera un garçon. Cependant, jusqu'à la 8e semaine, les garçons et les filles sont pareils. Autrement dit : au début, tous les bébés sont des filles.

À la 8e semaine après la fécondation, les testicules, présents dans le corps, commencent à produire de la testostérone. Tout ce que l'on associe à des garçons est la conséquence de la testostérone. Les testicules vont descendre et sortir du corps, c'est là que le bébé développe un pénis. Chez un bébé, ce ne sont donc pas les œstrogènes qui font les caractéristiques féminines. La forme féminine est standard, mais sous l'influence de la testostérone, elle devient garçon.

Fille ou garçon

La sécrétion de testostérone commence vers la 8e semaine, atteint un pic vers la 16e semaine et diminue vers la 24e. La période de la 10e à la 25e semaine est prépondérante pour la masculinité ou la féminité du bébé. La production de testostérone de la mère peut aussi avoir des conséquences pour le bébé. Il existe des garçons dont les cellules, en raison d'une anomalie génétique, ne sont pas sensibles à la testostérone. Ils ne développent pas d'organes sexuels masculins et, plus tard, n'ont pas de barbe, de poils sous les aisselles ou d'odeurs bizarres. Ils sont encore plus féminins que des filles, à la différence qu'ils ne peuvent pas avoir d'enfants. Pour cela, il leur faut absolument deux chromosomes X. Chez un nouveau-né, les différences entre filles et garçons ne semblent exister que par la distinction testicules/pubis. Mais le cerveau aussi se développe dès la naissance, et différemment chez les garçons et les filles. Celui du garçon est plus grand et plus lourd mais moins compact. La connexion entre les deux hémisphères se développe aussi différemment sous l'influence de la testostérone. Dès la naissance, on distingue très vite la différence entre le cerveau d'une fille et celui d'un garçon. Certains disent que les garçons, qui ont eu droit à un vrai bain de testostérone, sont davantage attirés par les objets comme le mobile au-dessus de leur lit, alors que les filles recherchent les visages. La plupart des bébés, toutefois, se trouvent quelque part entre ces deux extrêmes.

· SEMAINE 21 ·

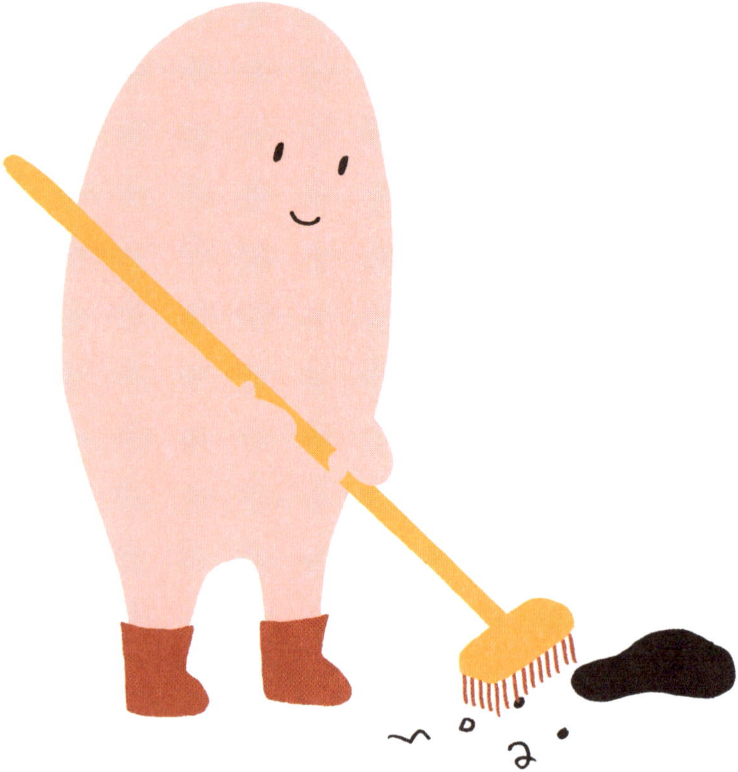

Le Bébé

Les intestins vont bientôt être capables d'éliminer les petits cheveux et autres déchets présents dans le liquide amniotique. Dans les intestins se forme le méconium, une substance fécale visqueuse. Si c'est votre premier bébé, vous allez bientôt la tester… et vous ne pourrez pas l'oublier.

· SEMAINE 21 ·

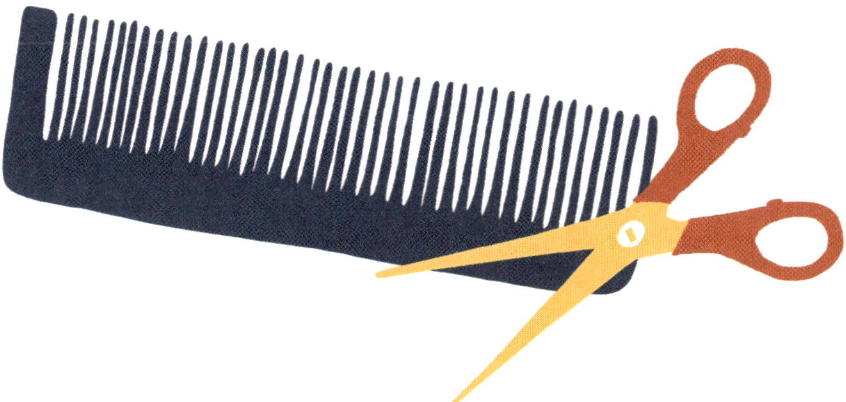

La Maman

Durant la seconde moitié de la grossesse, certaines femmes sont sujettes à de violentes aigreurs d'estomac. C'est une sensation de brûlure entre le sternum et quelque part sous la gorge. Selon les croyances populaires, les femmes qui produisent de l'acidité ont des bébés chevelus. Kathleen Costigan, à Dublin, a trouvé original de démentir cette fable par des faits, mais, à sa grande surprise, 82 % des mamans sujettes à de fortes aigreurs d'estomac ont bien accouché de bébés chevelus ; *a contrario*, la plupart des femmes sans aigreurs ont eu des bébés chauves. En théorie, la progestérone et les œstrogènes, les hormones qui stimulent la pousse des cheveux des bébés, sont aussi celles qui détendent le sphincter cardial, le muscle qui empêche l'acidité présente dans l'estomac de remonter vers l'œsophage. Bref, si vous ne savez pas quoi faire de vos journées, allez acheter un peigne et un pot de gel pour bébé.

Le Bébé

C'est un bébé miniature. Comme un bébé véritable, avec des lèvres roses, des sourcils et des cils, mais de 28 centimètres et 430 grammes. Les os se solidifient de plus en plus. Si vous attendez un garçon, les testicules commencent à descendre.

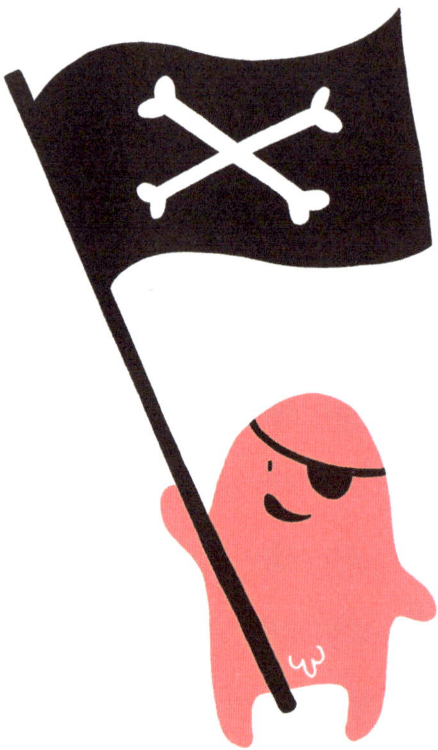

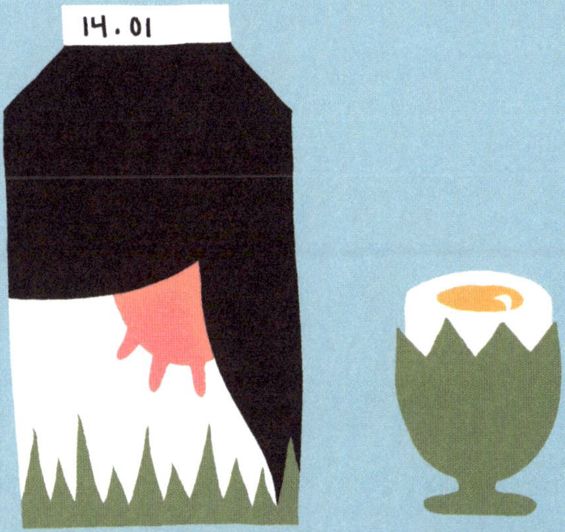

La Maman

Le bébé a besoin de calcium, de vitamine D et de phosphore pour ses dents et ses os. C'est pourquoi la sage-femme ou le gynéco insiste souvent pour que vous en preniez suffisamment. Il/Elle ne vous parlera pas souvent du phosphore, mais il est présent dans les yaourts, le poulet et les œufs. En général, vous mangez bien pour vous-même. Si le bébé ne reçoit pas suffisamment d'aliments pour sa croissance par le sang, il les puise chez vous. La densité osseuse chez les femmes peut diminuer de 10 % pendant la grossesse (ou l'allaitement). Si vous avez une envie irrépressible de croquer des craies, foncez. Des douleurs au ventre peuvent survenir à cause de l'étirement de l'utérus et des muscles qui l'entourent. Pas agréable du tout mais normal. Si vous avez des doutes, décrochez le téléphone et appelez la sage-femme, le gynéco ou votre médecin. N'ayez pas peur de déranger quelqu'un. Personne ne va vous faire de mal. Tout le monde a peur des femmes enceintes.

· SEMAINE 23 ·

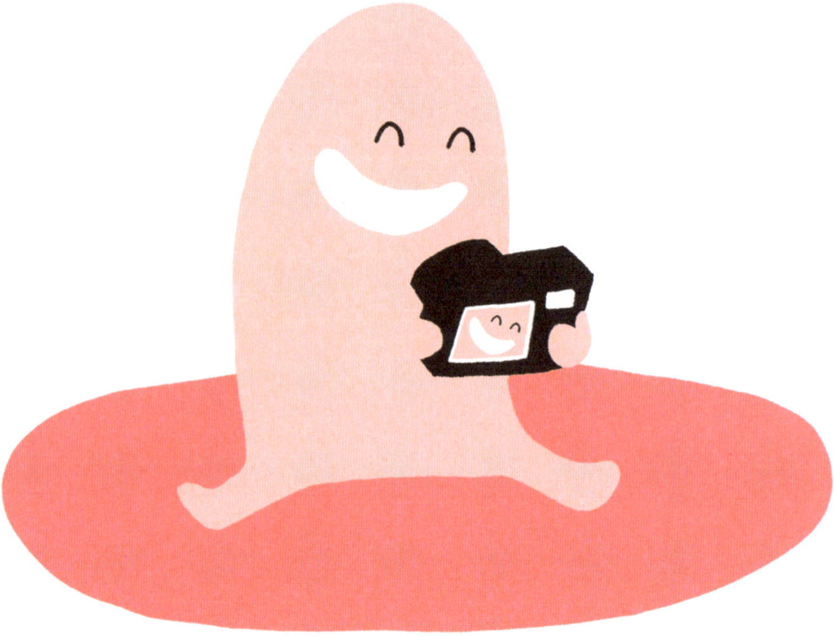

Le Bébé

Le bébé mesure 29 centimètres et pèse environ 500 grammes. Il exerce sa respiration et attrape même le cordon ombilical avec ses petites menottes. Les petits vaisseaux sanguins apparaissent sous la peau, qui est encore transparente : vous pourriez les voir passer… si vous aviez une caméra dans votre utérus.

· SEMAINE 23 ·

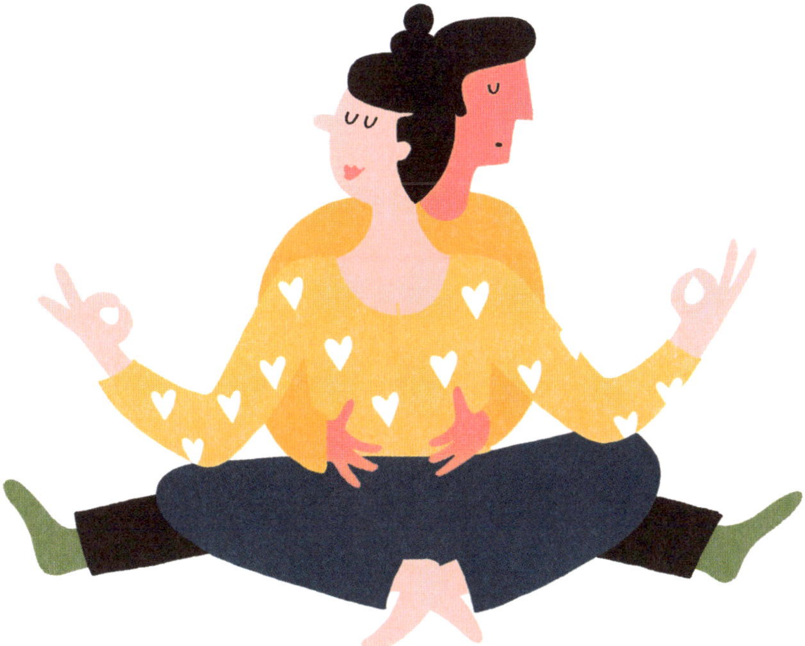

La Maman

Le futur papa devrait sentir le bébé bouger. S'il pose la tête sur votre ventre, il peut se prendre un coup de karaté. Il est possible qu'il devienne blême et soit au bord de la syncope quand il verra votre ventre bouger pour la première fois. Surtout s'il a suivi la saga *Alien*. Voici venu le moment idéal pour faire ensemble des exercices de respiration, yoga, méditation ou hypnose prénatales. « De l'hypnose ? Je ne suis pas une hippie. » Non, vous n'êtes pas une hippie, mais réfléchissez un peu. Surtout si vous vous tracassez vite ou si vous avez du mal à supporter la douleur. « Oui, mais bon, je veux une péridurale. » OK, c'est bien aussi.

· SEMAINE 24 ·

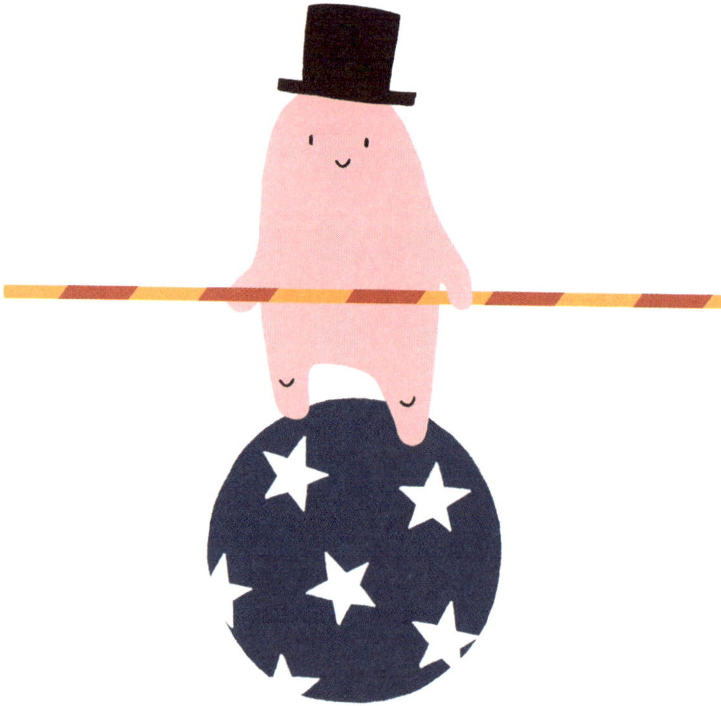

Le Bébé

Le bébé pèse 600 grammes et mesure 30 centimètres. Son oreille interne commence à se développer. Il acquiert le sens de l'équilibre et, avec lui, une autre perception de son environnement. À cette période, les nerfs sont reliés au cortex cérébral (ou écorce cérébrale). Il est possible alors que le bébé puisse ressentir la douleur, sauf si le cortex n'est pas encore assez mûr.

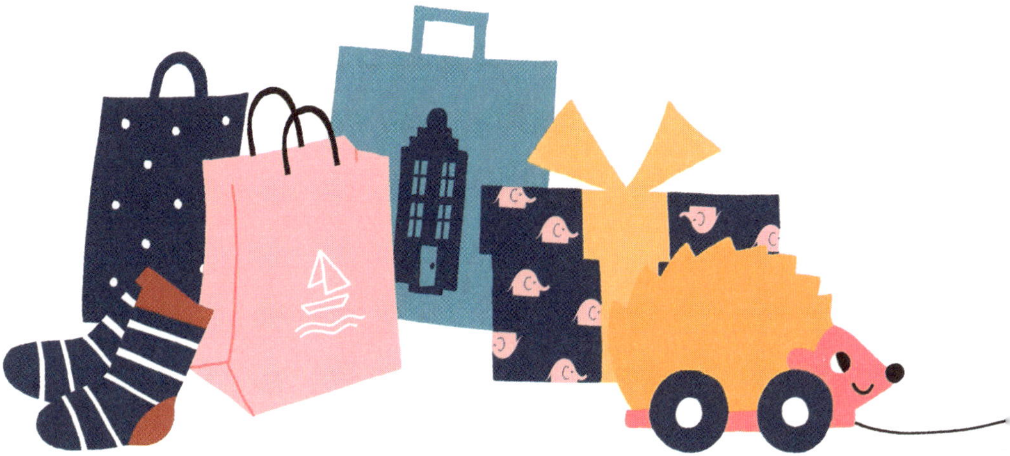

La Maman

Bien qu'il soit formidable de laisser s'écouler votre grossesse et de vous prélasser devant la télé avec un paquet de chips sous le nez, il serait judicieux de bouger de temps en temps. Un corps humain n'est pas fait pour être assis, mais pour marcher, sauter, nager. Partez donc en ville et faites le tour des magasins pour bébé, du rayon des bodys à celui des bavoirs. Pour rester en forme.

DÉVELOPPEMENT DU CERVEAU

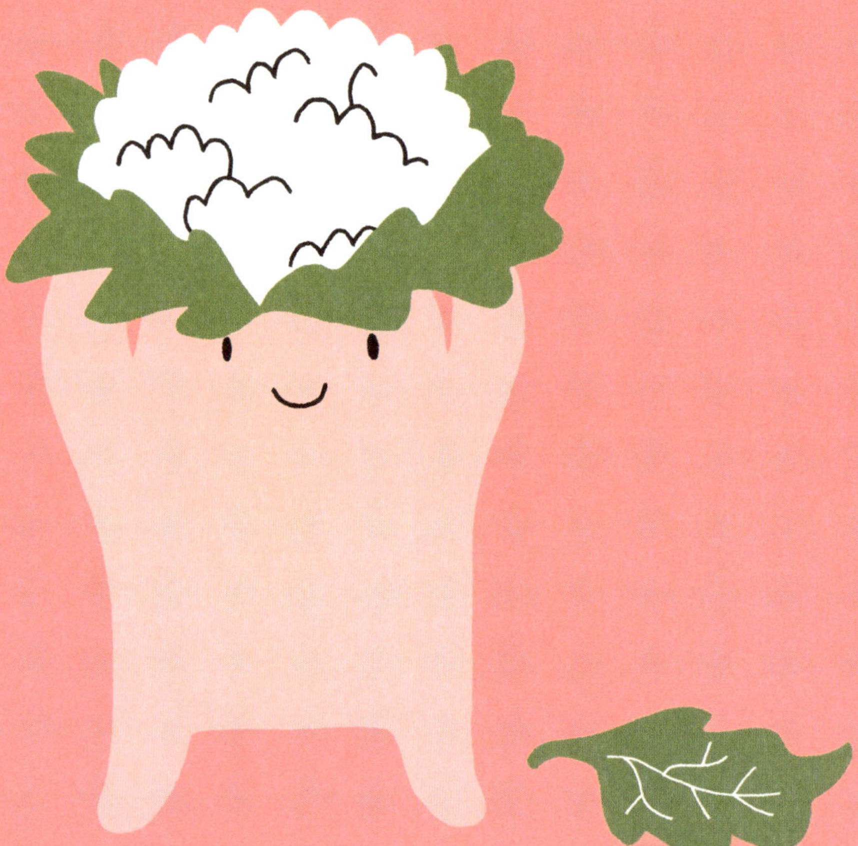

Dans la nature, vous trouvez des choses magnifiques et complexes. Des bonsaïs, des ramifications de coraux. Zoomez sur une aile de papillon et vous verrez les formes les plus improbables. Mais la structure la plus complexe qui existe sur Terre est le cerveau humain (on soupçonne déjà que ces lignes viennent d'un cerveau humain).

De la cellule à l'hémisphère cérébral

Dans l'embryon primitif, les cellules originelles – celles qui n'ont pas encore une attribution spécifique – se divisent et se différencient. Trois semaines après la fécondation, il y a dans votre ventre un fruit de trois couches de trois sortes de cellules : l'ectoderme, l'endoderme et le mésoderme. L'ectoderme est la couche – feuillet – le plus à l'extérieur, la coque. Au milieu se trouve la pulpe du mésoderme ; et tout à l'intérieur, le pépin : l'endoderme. À partir de là, toutes les cellules vont évoluer pour devenir une partie précise du corps : du noyau seront issus les intestins, les voies respiratoires, le foie et l'estomac. La pulpe préfigure le squelette et les muscles. La coque donnera les cellules épidermiques, les cellules nerveuses et le cerveau.

Sur le côté supérieur du fruit apparaît un sillon. Il va devenir de plus en plus profond et fermé du dessus jusqu'à ce que se forme un tube : le tube neural. C'est le tout début du circuit nerveux qui va du coccyx au nez. Les extrémités de ce tube vont s'épaissir, si l'on peut dire. Si le tube neural ne se ferme pas bien sur son extrémité antérieure, ça peut donner un bec-de-lièvre ; s'il ne se ferme pas bien sur l'extrémité postérieure, un spina-bifida va apparaître. Le risque d'anomalie sur le tube neural est réduit quand l'apport en acide folique est suffisant. C'est la raison pour laquelle tout le monde vous recommande de prendre de la vitamine B9.

À l'avant du tube neural apparaissent trois ventricules qui vont contenir les deux hémisphères cérébraux et le tronc cérébral. Le premier et le troisième ventricules vont se diviser à eux deux en cinq autres ventricules, qui seront les formes primitives des parties définitives du cerveau (les hémisphères avec le diencéphale, le mésencéphale, le télencéphale, le métencéphale et le myélencéphale).

Usine de cellules cérébrales

L'intérieur du tube neural se transforme en usine à cellules cérébrales. Grâce à la division cellulaire, 50 000 nouveaux neurones apparaissent chaque seconde. Il naît ainsi une couche de nouvelles cellules – ou neurones – autour du système ventriculaire à l'intérieur du tube. À l'avant, près des ventricules du cerveau, croît l'arborescence des cellules nerveuses – appelées « cellules gliales » – qui vont grimper le long de ces ramifications. Les neurones qui apparaissent les premiers forment la couche la plus intérieure dans le cerveau, ceux qui arrivent en dernier lieu – 26e semaine de grossesse – la couche la plus extérieure. L'alcool peut influencer ce processus de migration. Et l'alcool peut aussi passer par la barrière hémato-encéphalique qui protège le cerveau de nombreuses matières nocives. Pour cette raison, on déconseille fortement ce verre de vin. Une grande enquête danoise de 2012 menée sur 1 628 femmes affirme que les enfants de femmes ayant consommé 1 à 8 unités d'alcool par semaine ne présentaient pas de différences visibles avec ceux de femmes n'ayant rien bu. Peut-être qu'une très faible consommation d'alcool n'est pas nocive, mais comme on a tendance à sous-estimer sa consommation, de nombreuses recommandations vont dans le sens de la précaution et de la sécurité en préconisant : pas une goutte d'alcool.

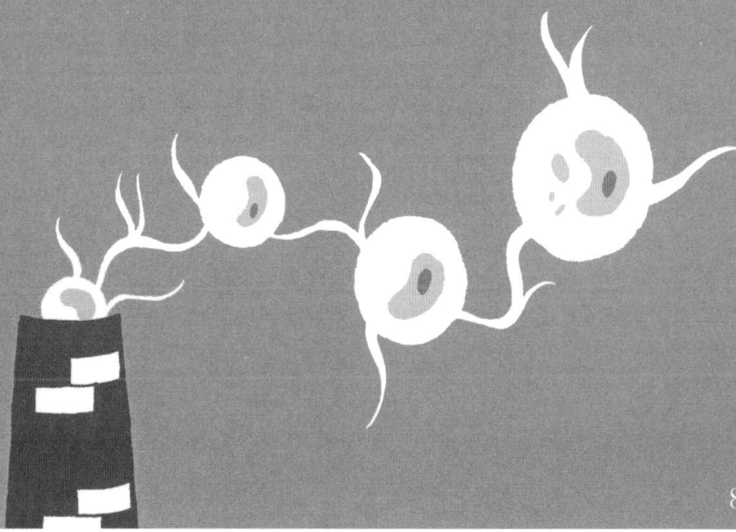

Des fils électriques

Quand les cellules nerveuses ont atteint leur position finale, elles commencent à créer des ramifications qui deviennent de plus en plus longues et qui établissent des connexions avec d'autres neurones. Ces connexions sont appelées « synapses » et sont à considérer comme des fils électriques qui relient les différentes cellules entre elles. La formation de synapses commence au beau milieu du deuxième trimestre et se poursuit tout au long de la vie. Il y a deux sortes de cellules : les dendrites reçoivent des signaux et les axones en émettent. La manière dont ces cellules grandissent n'est pas liée au seul facteur génétique. Les facteurs environnementaux comme la santé, l'alimentation et l'état mental de la mère sont également importants.

Un joli mot : la myéline

La dernière étape dans la maturation du cerveau s'appelle « la myélinisation ». Le long des ramifications se forme une couche de myéline, une sorte de graisse qui facilite la circulation des signaux électriques déchargés sur les cellules électriques. Cette myéline apparaît peu de temps après la naissance dans les neurones responsables du toucher, de l'odorat et de l'ouïe. Elle recouvre ensuite les neurones qui régulent les fonctions cognitives et associatives plus complexes. En tout dernier lieu, les parties du cerveau du cortex préfrontal sont recouvertes de myéline. C'est un processus qui dure jusqu'à l'âge de 20 ans, voire au-delà chez certaines personnes.

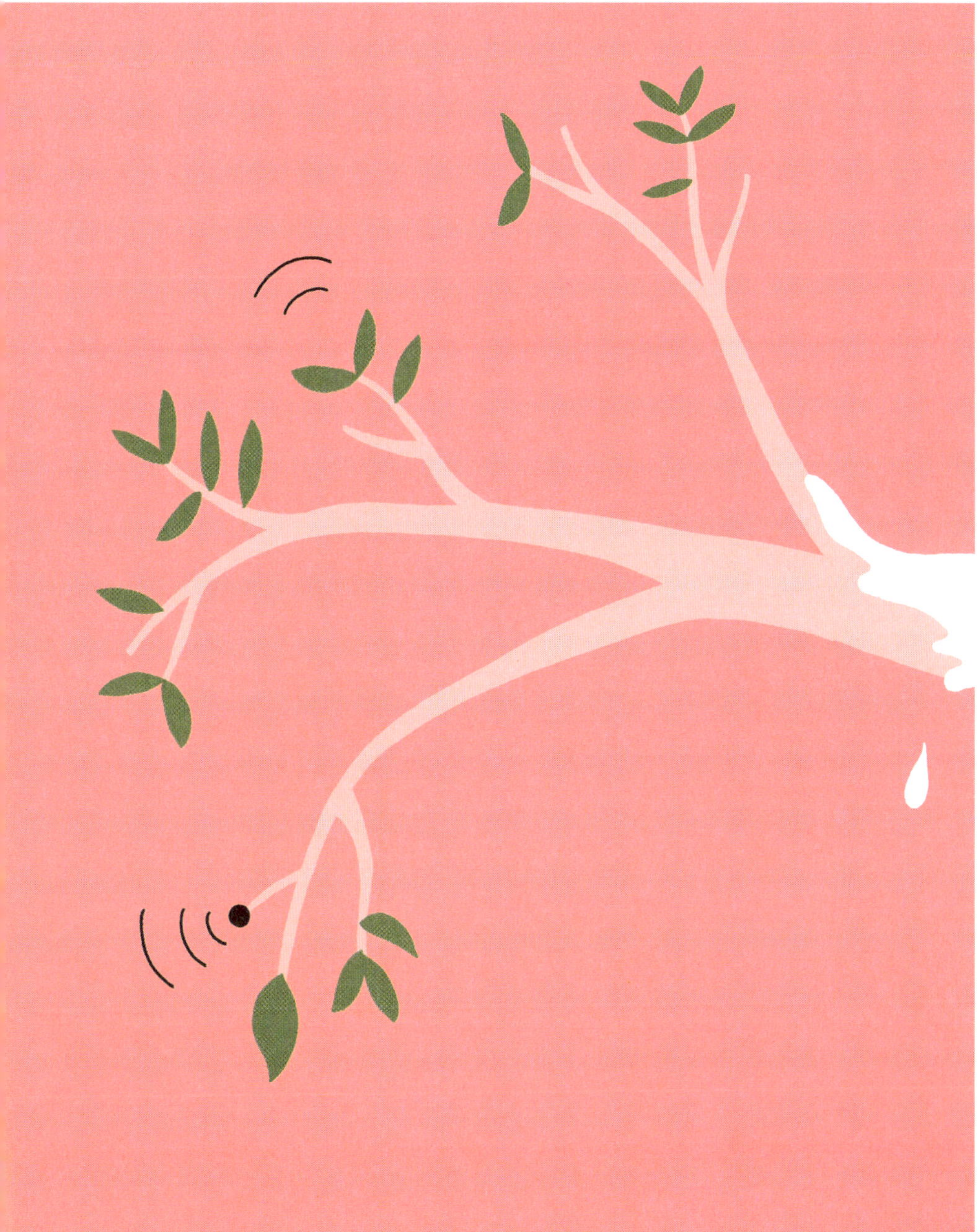

· SEMAINE 25 ·

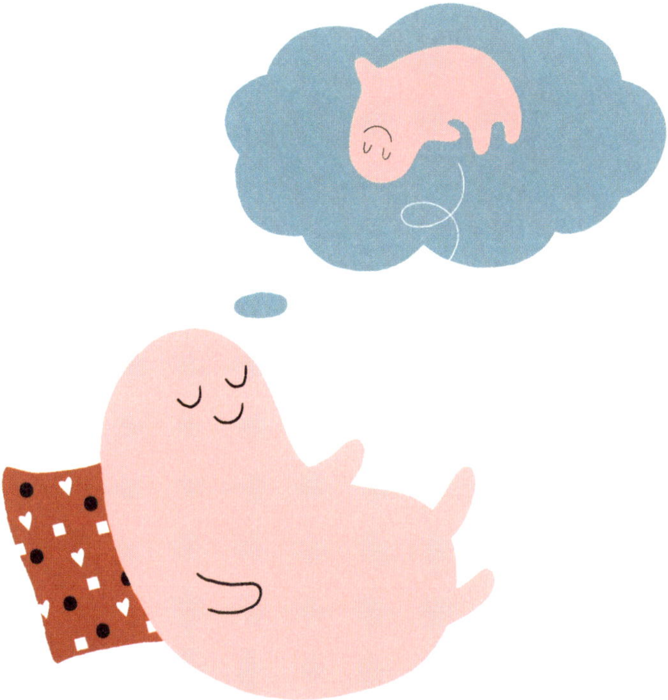

Le Bébé

Le bébé mesure 35 centimètres et pèse 660 grammes. L'électroencéphalogramme révèle qu'il a différents stades de sommeil. Il est souvent en phase de sommeil paradoxal, celui qui est associé au rêve. Il a aussi des phases d'activité plus intenses où il gigote et fait des saltos. En revanche, les scientifiques ne sont pas sûrs qu'il soit véritablement éveillé. Beaucoup pensent qu'il s'éveille véritablement après la naissance, lorsque l'air entre pour la première fois dans ses poumons. Dans le liquide amniotique, il y a notamment de l'adénosine qui est une sorte de somnifère naturel.

· SEMAINE 25 ·

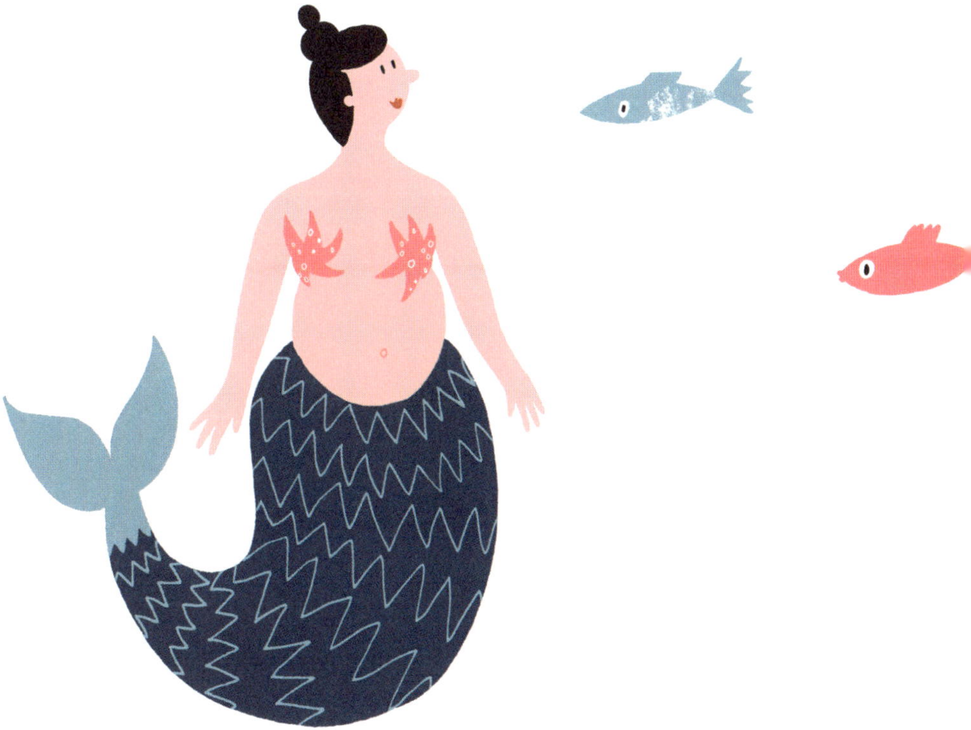

La Maman

Vos seins coulent peut-être, et une pile de chemises de nuit sèches ne sera pas inutile. Vous allez être un peu plus lourde. De la graisse vient se loger sur les hanches et sur les cuisses. Les aliments gras que vous mangez sont utilisés pour l'allaitement. C'est une bonne source de nourriture pour la croissance du cerveau du bébé. N'hésitez pas à consommer des poissons gras, comme le saumon, le maquereau et le hareng, riches en oméga 3 (DHA).

· SEMAINE 26 ·

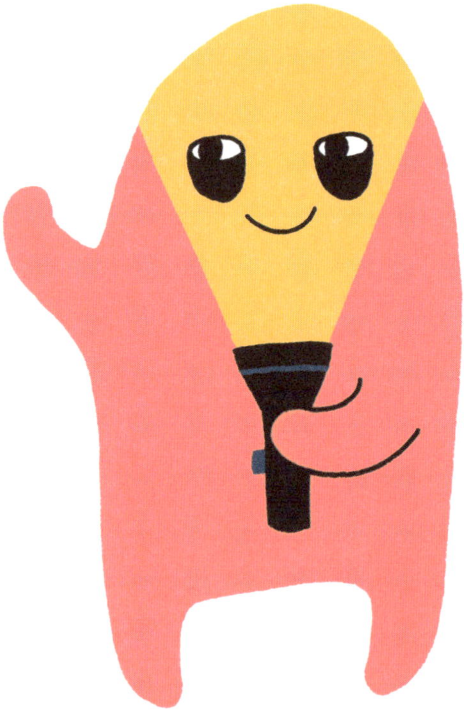

Le Bébé

Le bébé mesure 36 centimètres et pèse 760 grammes. Son rythme cardiaque est de 140 pulsations par minute. Il peut ouvrir et fermer les yeux, mais il ne distingue pas le jour de la nuit. Son système nerveux est complet, ce qui rend possibles les mouvements coordonnés. Un bébé de 26 semaines est capable de se gratter où ça le démange, de rire, sucer et même pleurer. C'est du moins ce que montrerait un film. Les scientifiques ne savent pas si les parties plus hautes du cerveau sont déjà véritablement actives. Le bébé a des empreintes digitales, il peut aller se faire ficher à la police.

· SEMAINE 26 ·

La Maman

Vous venez sûrement de découvrir ce qu'est un ventre dur. Ce sont les premières contractions. Il n'y a aucune raison de vous faire du souci dans la mesure où elles sont de courte durée ou à raison de moins de quatre par heure. Sinon, ce sont peut-être de vraies contractions. Elles ne sont pas douloureuses, mais si elles vous dérangent, il suffit parfois de changer de position : vous allonger si vous êtes debout ou vous lever si vous êtes allongée.

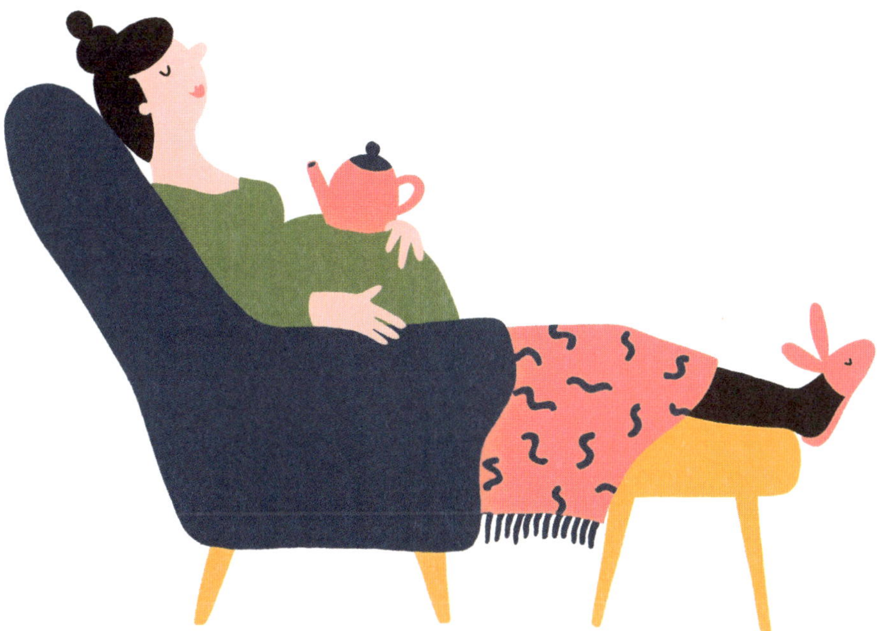

Le Bébé

Le bébé (37 cm, 875 g) commence à construire son propre système immunitaire grâce aux anticorps qu'il reçoit par le cordon ombilical. Et même s'il a encore le temps, il commence à manœuvrer pour trouver la position de départ pour le grand jour.

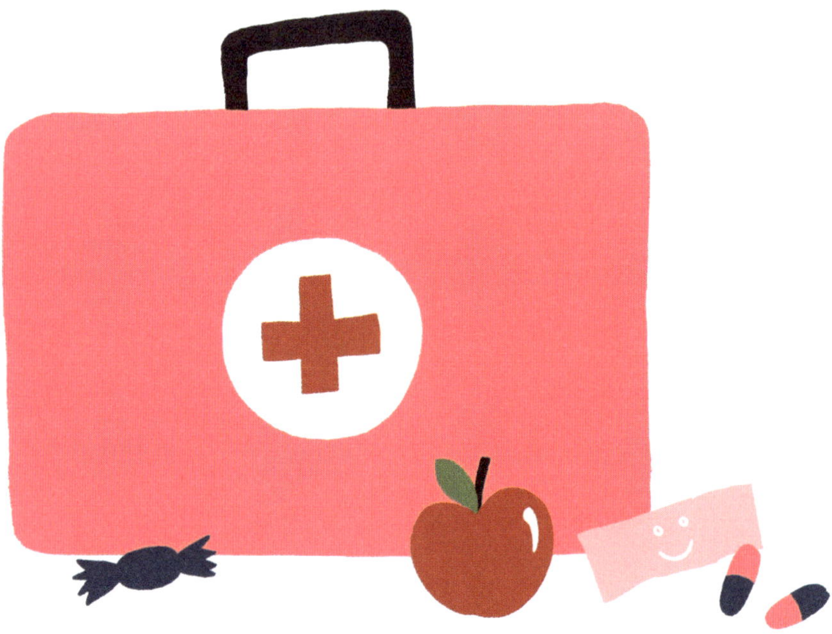

La Maman

Vous l'avez peut-être déjà remarqué, mais la grossesse joue des tours à votre cerveau. Nombreuses sont les femmes qui ont l'impression d'avoir des trous de mémoire ou d'être myopes. Pour comble de malheur, des IRM montrent que le cerveau des femmes enceintes rétrécit durant les derniers mois de la grossesse et revient à sa taille normale dans les six mois qui suivent la naissance, selon certains. Certaines semblent en effet avoir plus de mal à se rappeler des combinaisons de mots, mais leur mémoire des visages est aussi bonne que celle des femmes non gravides. Chez d'autres, le souvenir des émotions est plus développé. Il semble que le cerveau s'adapte à ce qui est important pour une femme enceinte.

Hé oh, vous êtes encore là ?
Hé oh ?

De quoi parlions-nous déjà ?

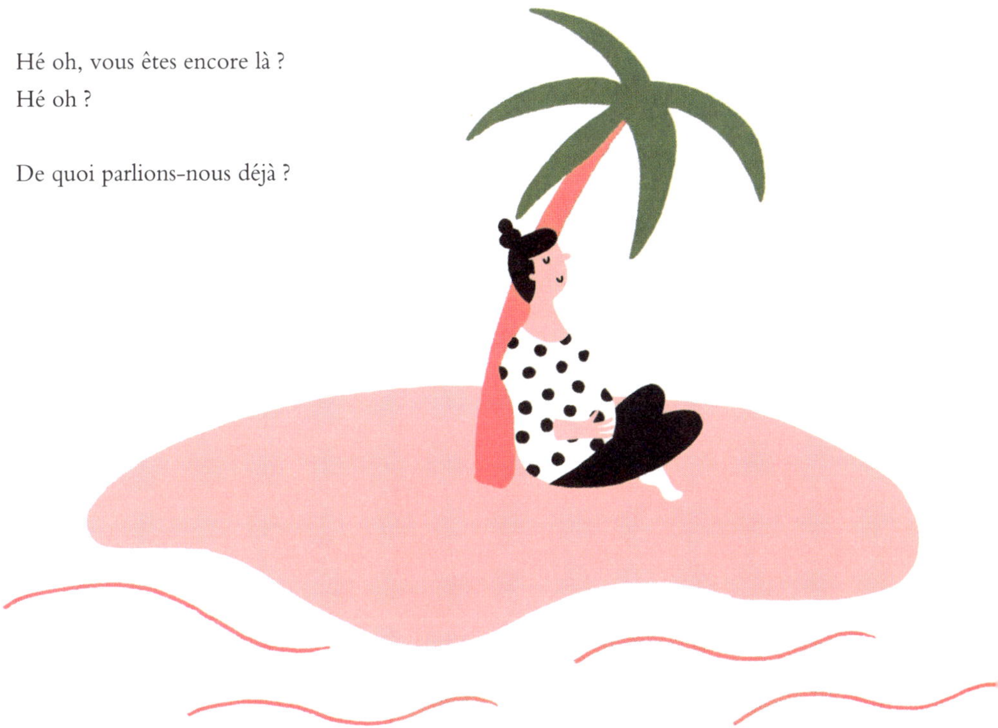

3e TRIMESTRE

Pendant le dernier trimestre, le bébé va surtout grandir. Votre ventre devient plus gros et moins supportable. La nuit, vous avez du mal à trouver la bonne position pour dormir. Parfois, vous n'arrivez pas à garder la même position, et vous resteriez bien toute la journée avec les mains dans le bas du dos. Il y a de fortes chances que vous en ayez un peu assez de cette grossesse et que vous vous mettiez à faire une cure d'artichauts et d'ananas pour lancer le travail.

· SEMAINE 28 ·

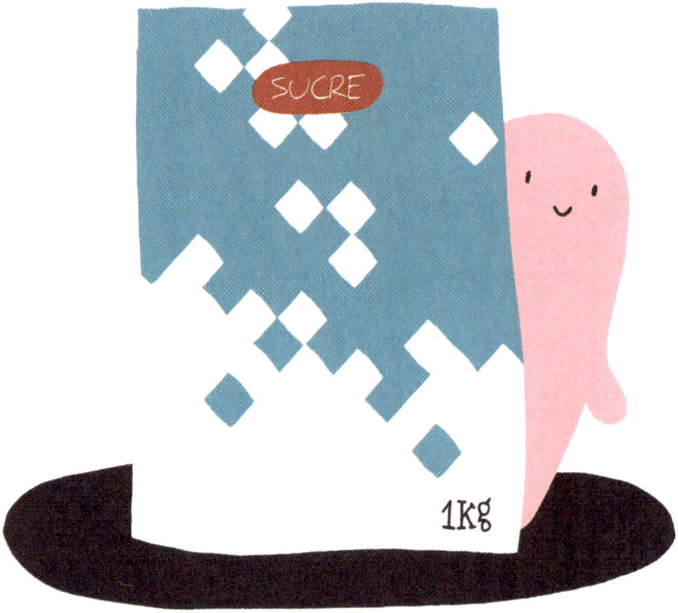

Le Bébé

Le bébé mesure 38 centimètres et pèse environ 1 kilo. Il peut déjà bouger la tête, faire le signe oui ou non. Sa peau est ridée, mais cela va s'atténuer au fur et à mesure que la graisse va venir se loger sous sa peau. Depuis la 26e semaine, ses poumons sont enrobés d'une couche appelée « surfactant », dont le rôle est de garder ouverts les alvéoles pulmonaires. Un bébé qui naîtrait maintenant aurait suffisamment de surfactant pour survivre. Mais il aurait encore besoin de beaucoup de soins.

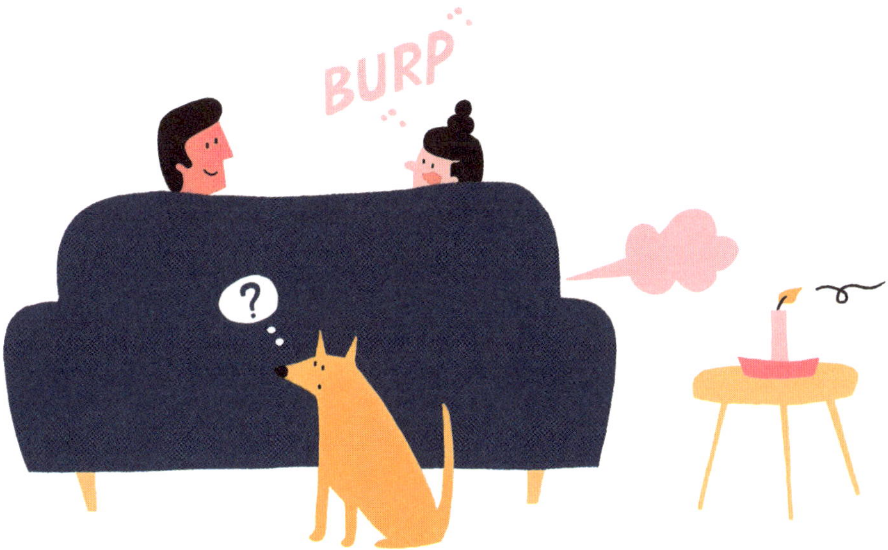

La Maman

Comme vous mangez autrement qu'avant votre grossesse (sûrement plus sainement, avec de temps à autre une envie subite de plat gras ou d'argile), vous allez être davantage gênée par des inconforts gastriques bruyants. Et le fait que le bébé donne un coup de temps en temps ne va pas vous aider à garder votre dignité. Il peut arriver qu'à un moment inapproprié se produise un bruit inapproprié. Les hormones que votre corps prépare pour l'accouchement détendent aussi les muscles qui auraient pu vous aider à ne pas laisser échapper quelques gouttes d'urine. Un éternuement, un éclat de rire ou un coup du bébé peuvent provoquer de petites pertes. Et pour comble de malchance, vous en aurez marre parfois aussi de vos seins qui coulent ou vous démangent au point de vous gratter. Laissez faire les choses.

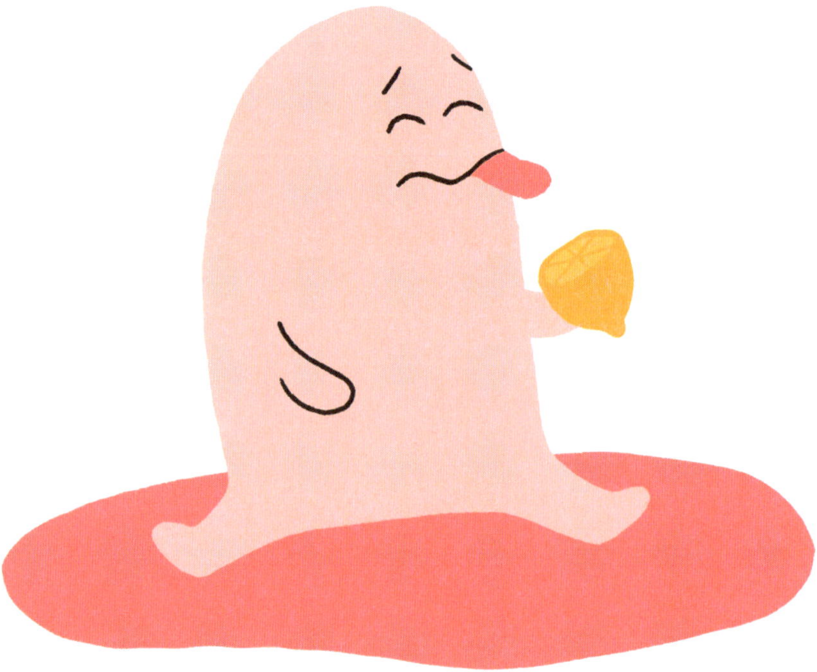

Le Bébé

À partir de maintenant, on a du mal à raconter quelque chose d'intéressant sur le bébé (39 cm, 1,15 kg). Tout est prêt. Ses organes sont formés, et il n'a plus qu'à croître. Les poumons doivent juste continuer à mûrir. Les papilles sont arrivées à maturité.

La Maman

Vous vous étiez déjà aperçue qu'une femme enceinte avait plus de liquide dans le corps. Et en ce troisième trimestre, ça peut être pénible. L'utérus prend de plus en plus de place et exerce une pression importante sur les vaisseaux sanguins (veine cave) de et vers vos jambes. Le sang stagne dans les jambes, et l'eau contenue dans les vaisseaux est envoyée dans vos chevilles, qui enflent. Continuez à boire beaucoup pour éliminer cette eau.

· SEMAINE 30 ·

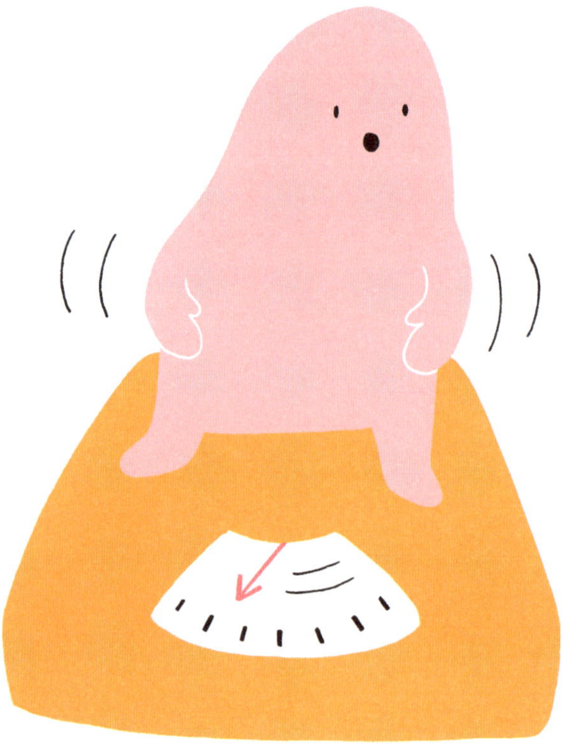

Le Bébé

Le bébé (40 cm, 1,3 kg) grandit peu mais prend du poids. La maman produit de plus en plus d'hormones qui vont déclencher la lactation.

· SEMAINE 30 ·

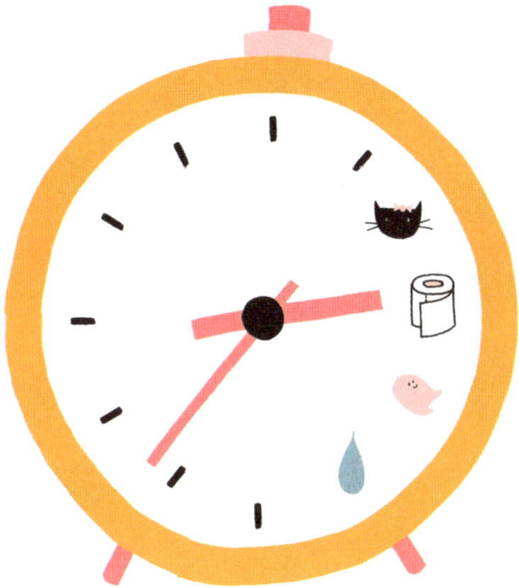

La Maman

De nombreuses femmes font des rêves cauchemardesques comme accoucher d'un chat ou avoir un accident de voiture. L'explication est qu'une femme enceinte retient mieux ses rêves car elle est régulièrement réveillée par les coups du bébé. Le rêve qu'elle fait à ce moment-là va la maintenir plus en état de conscience que lorsqu'elle dort d'une traite sans être dérangée. À la fin de la grossesse, il est toujours plus difficile de bien dormir. Vous devez souvent uriner, et avec ce corps lourd, il est de plus en plus difficile de trouver une bonne position pour dormir. Le mieux pour vous est de choisir le côté gauche car le foie et les reins peuvent continuer à bien fonctionner. Quant au sang, il remonte plus facilement des jambes vers le cœur (cela vaut aussi si vous n'êtes pas enceinte).

· SEMAINE 31 ·

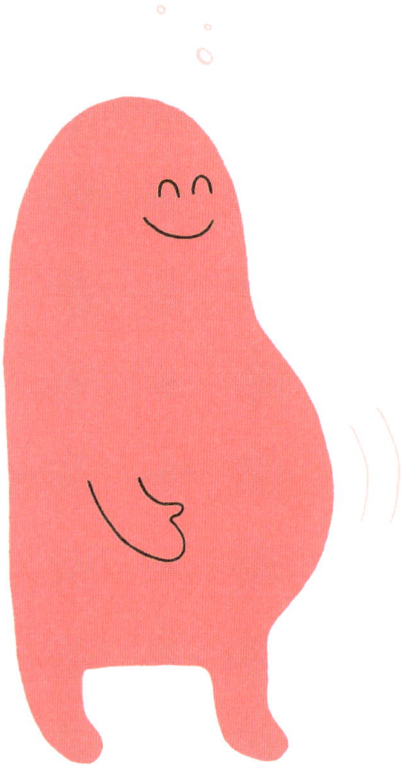

Le Bébé

Le bébé mesure 41 centimètres et pèse 1,5 kilo. Il a un beau petit ventre rond. Certains ont déjà une jolie tête avec des cheveux. Le foie s'occupe de synthétiser l'hémoglobine. À cette période, le bébé donne des petits à-coups. Il a le hoquet.

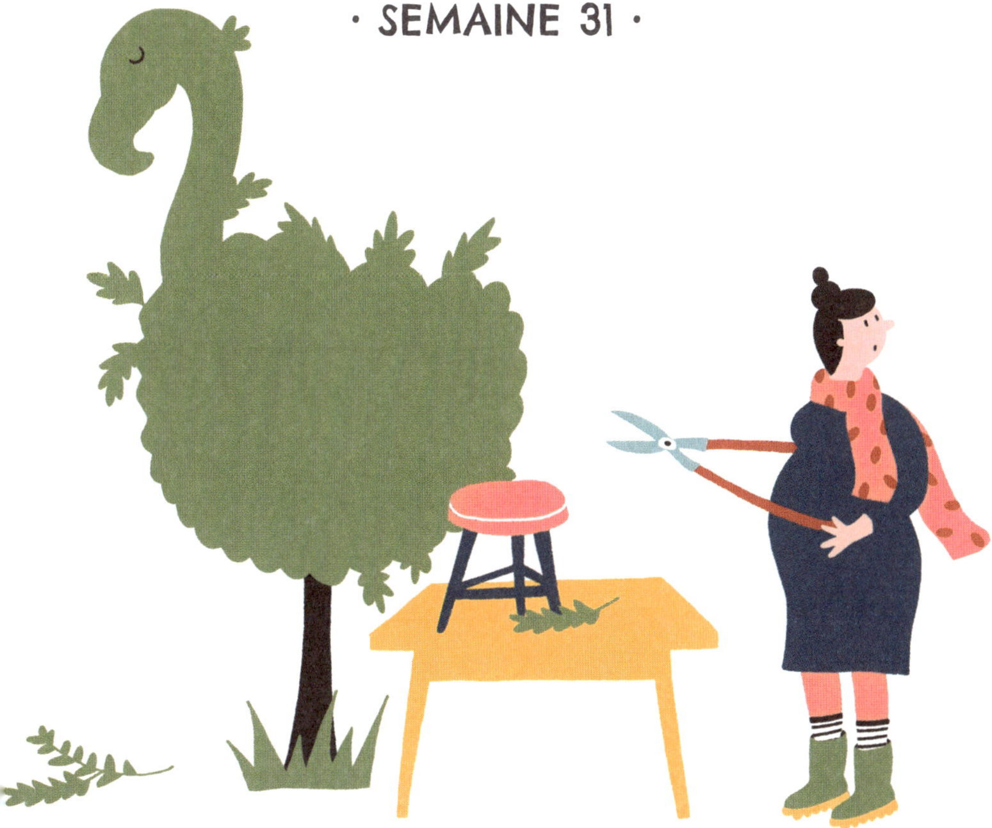

La Maman

Vous allez être bien occupée avec la chambre du bébé. Ne soyez pas trop déçue si certains hommes ne montrent pas beaucoup d'enthousiasme pour les murs peints de couleurs vives ou décorés d'animaux. Si vous trouvez qu'il en fait trop peu pour préparer la maison à la venue du bébé, posez donc un tabouret bancal sur la table et faites comme si vous alliez monter dessus pour repeindre le plafond. La plupart des hommes prendront peur et vous diront qu'ils préfèrent le faire eux-mêmes. Quelques suggestions supplémentaires seront peut-être nécessaires (mais ne montez en aucun cas sur le tabouret !).

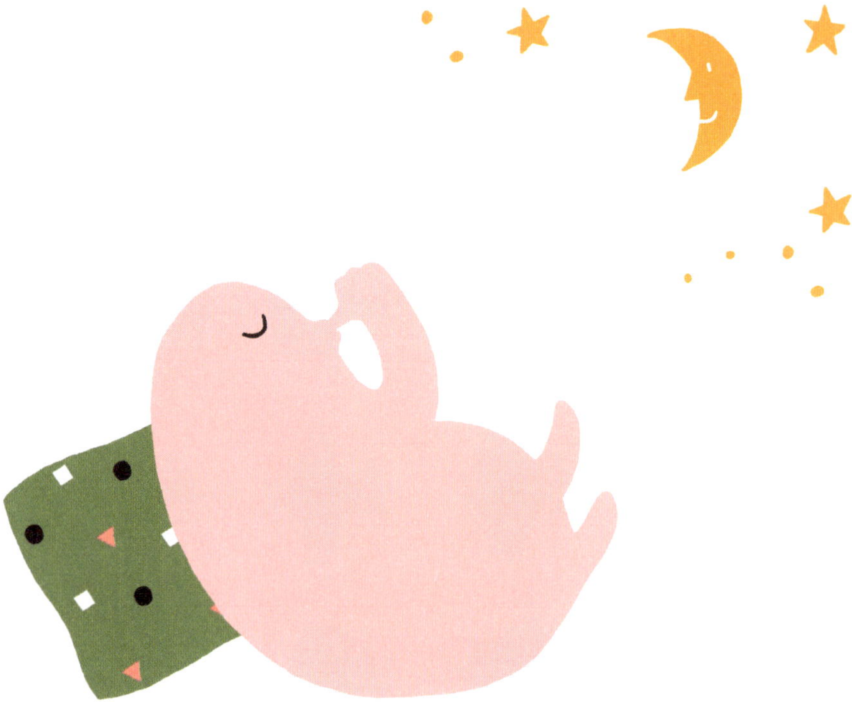

Le Bébé

Il mesure 42 centimètres pour 1,7 kilo. Ce sont principalement les poumons et le tube digestif qui vont se développer maintenant. Le bébé se comporte comme un nouveau-né qui serait sorti du ventre de la maman. Il se retourne, suce son pouce, fait de drôles de mimiques. Il commence à rêver. Des périodes de sommeil paradoxal alternent avec celles de sommeil lent.

La Maman

Le goût des aliments que vous ingérez passe dans le liquide amniotique. Une enquête montre que les mères qui mangent de l'anis ont des bébés qui aiment l'anis. Mais d'autres n'aiment pas du tout. Le bébé commence à avoir une préférence pour les aliments que vous aimez.

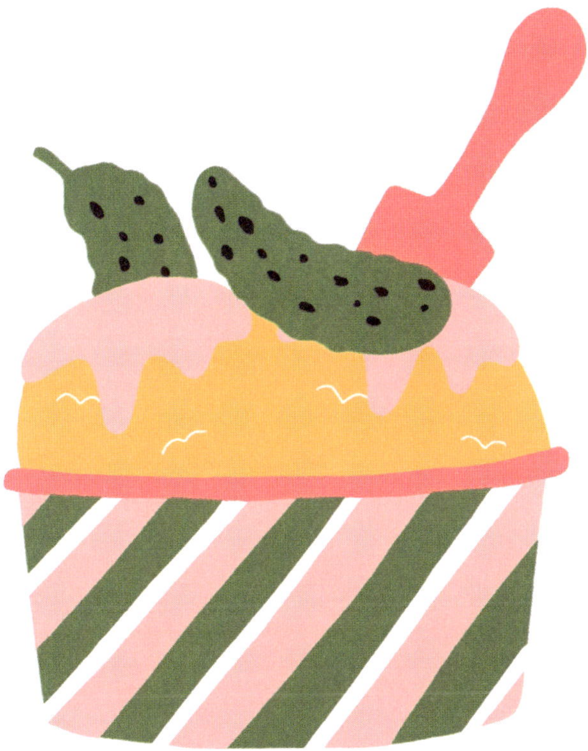

Le Bébé

Il mesure 44 centimètres et pèse 1,9 kilo. La toison de duvet qui le couvrait disparaît. Le bébé grandit et sa couche de graisse s'épaissit. Il commence aussi à « respirer » de manière constante.

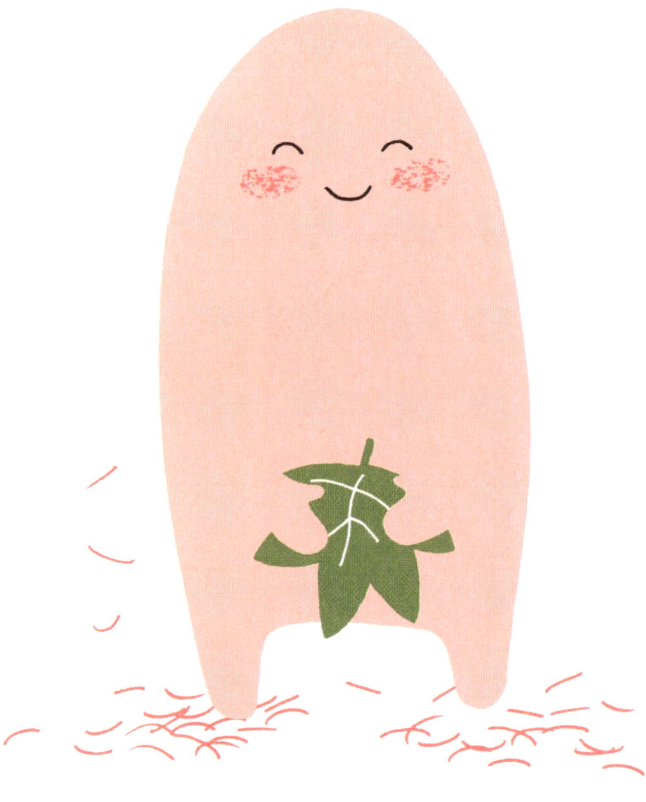

· SEMAINE 33 ·

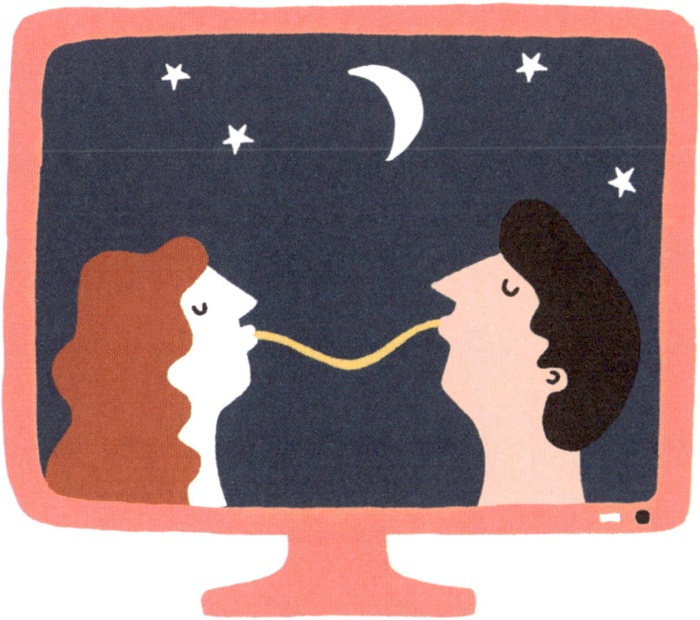

La Maman

Le bébé est fin prêt. Les poumons mûrissent et le cerveau continue à se développer, et ça va durer pendant bien des années. La croissance suit son cours. La seule préoccupation maintenant est : le bébé grandit-il encore suffisamment ? C'est le plus grand souci du moment. Le bébé ne perçoit pas seulement les choses que vous mangez et entendez, mais il sait aussi comment vous vous sentez. Il semble que lorsque vous êtes très stressée, un bébé *in utero* absorbe vos humeurs et se prépare à une vie stressante. Allez donc plutôt regarder une comédie romantique !

DOULEURS

Si c'est votre premier bébé, vous vous demandez à quoi ressemblent les douleurs d'un accouchement. Il n'y a pas de réponse univoque.

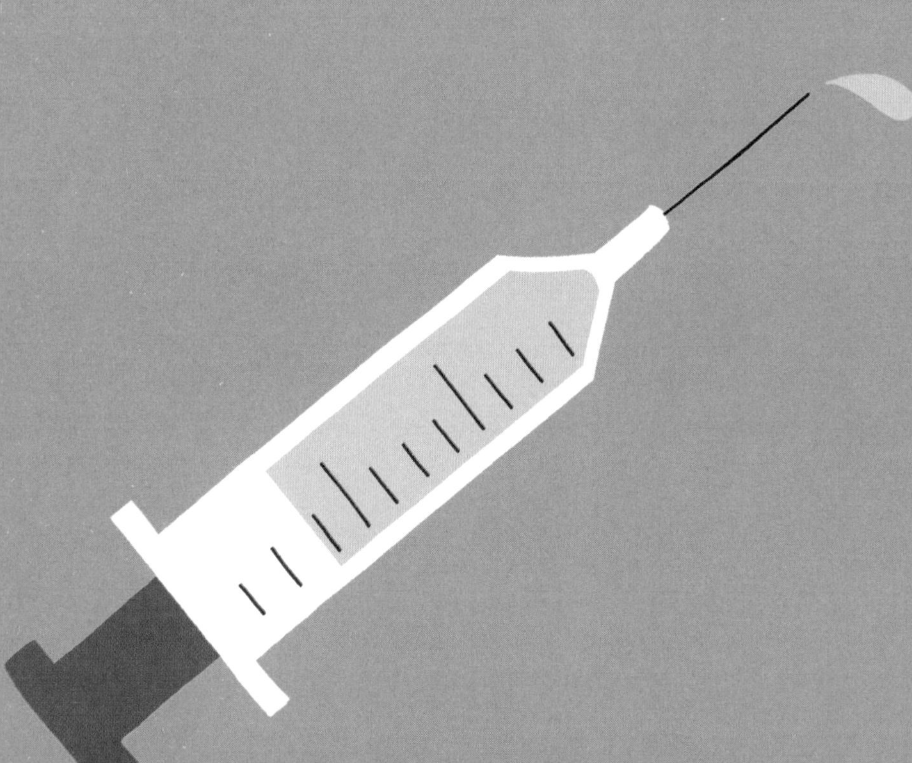

Si vous demandez à des mamans autour de vous à quel point un accouchement est douloureux, l'une va vous regarder l'air rêveur et vous raconter un récit spirituel sur la beauté de l'accouchement et de l'Univers, un moment d'orgie divine de douleur et de communion. Une autre va vous fixer avec un regard funeste, vous prendre la main et ne plus la lâcher. Une autre encore va vous dire que la douleur est horrible mais qu'elle n'aurait pas voulu manquer ça, car « ça fait partie du truc ». Et d'autres encore vous souffleront à l'oreille qu'il vaut mieux quatre piqûres de calmants dans la colonne vertébrale.

Aïe !

Chaque femme qui enfante ressent les douleurs différemment, et toutes les mères ont raison (leçon n° 1 : vous devez toujours donner raison à une femme qui raconte son accouchement). Ça ne signifie pas qu'on ne peut pas dire des choses sensées sur la douleur et l'accouchement. D'abord, un accouchement fait mal, c'est comme ça. Et même très mal sans calmants. Si vous n'avez encore jamais eu de calculs rénaux, ou si vous n'avez jamais été amputée d'une jambe sans produits anesthésiants, c'est sûrement la douleur la plus forte que vous allez vivre. Des mères qui se souviennent encore combien leur accouchement a été douloureux vont sûrement marmonner des paroles rassurantes. Et parce qu'elles oublient en général les douleurs d'un accouchement qui s'est bien passé, vous allez sûrement penser qu'enfanter est une sinécure. La douleur vient de la contraction des muscles, de la distension et parfois du déchirement des tissus, de la pression sur les articulations autour des hanches. De nombreuses femmes la sous-estiment. Ou avaient imaginé qu'elle serait différente. Par exemple, un endroit comme le dos vous fera davantage souffrir que vous ne vous y seriez attendue. Le moment de la douleur la plus intense peut surprendre aussi. Pour certaines, pousser peut soulager, tandis que d'autres vivent juste les contractions comme le moment le plus douloureux de l'accouchement.

Combattre la douleur ou non ?

On raconte beaucoup de choses sur l'accouchement sans anesthésie. Les mères qui ont derrière elles un accouchement naturel douloureux peuvent dégager beaucoup de confiance en soi du fait qu'elles ont été capables de tout mener à bon terme. Elles n'ont pas cédé. Elles ont aussi intégré ce qui se passe quand on fait confiance à son corps. Que les bêta-endorphines (qui ont le même effet que la morphine) rendent la douleur supportable et vous transportent, quand tout va bien, dans une sorte de transcendance. Mais il existe aussi de bons arguments en faveur d'une bonne bouffée de gaz hilarant ou d'une péridurale. Votre corps ne fabrique pas que des endorphines, mais aussi de l'adrénaline, en réaction à la douleur. L'adrénaline aide à supporter la douleur. L'inconvénient c'est qu'elle atténue les contractions et retarde l'accouchement. Avec les antidouleurs, l'accouchement se déroule souvent plus vite. La panique, elle aussi, retarde l'accouchement. Parfois, les femmes bien informées sur la douleur ne se laissent pas aller à la panique qui, au final, est plus problématique que la douleur elle-même et rend l'accouchement long et traumatisant. C'est précisément ce que vous voulez éviter, que vous soyez une femme nomade du Groenland ou une actrice de Hollywood avec une armoire à pharmacie.

Dès que vous saurez à quoi vous attendre, vous déciderez plus facilement si vous voulez recevoir une péridurale ou affronter la douleur en face. Pour faire court : si vous ne voulez pas de calmants, ne vous plaignez pas ; si vous en voulez, ne vous plaignez pas non plus. Informez-vous bien lors de l'entretien prénatal du 4e mois, la préparation à l'accouchement et le rendez-vous obligatoire chez l'anesthésiste. Faites confiance à votre corps, écoutez votre voix intérieure, votre ressenti et… votre douleur. Et, oh oui : surtout, soyez flexible ! Le but, ce n'est pas un accouchement à la maison, un accouchement sans calmants, un accouchement dans l'eau, un accouchement dans une fontaine de calmants ou un accouchement au milieu des dauphins. Le but, c'est un accouchement le plus réussi possible. Et pour cela, il faut parfois changer ses plans.

La douleur est-elle salutaire ?

Les partisans d'un accouchement naturel total insistent sur le fait que la douleur peut être utile. Elle est responsable de changements de comportements et indique le moment éventuel où les choses ne se présenteraient pas tout à fait bien. Ils estiment aussi que les douleurs lors d'un accouchement sont émotionnelles ; comme la musique, elles peuvent être violentes et belles ou violentes et laides. En gros, elles donnent des informations à la femme en plein travail. Il est sans nul doute vrai que la douleur ne doit pas être perçue d'emblée comme un élément contraignant et superflu. Mais qu'elle soit absolument nécessaire, ça c'est autre chose. Par exemple, vous pouvez vous demander pourquoi d'autres animaux souffrent peu pendant la mise bas. Un poulain sort comme par enchantement. Une maman chimpanzé met bas sans difficultés. Chez l'humain, la douleur vient de la tête du bébé, qui est grosse. Tout l'accouchement est alors un compromis. Au fond, les bébés d'hommes devraient rester encore un peu plus longtemps dans le ventre de leur mère, mais ce n'est guère possible car leur tête deviendrait absolument trop grosse. La plupart des bébés d'animaux sont à un stade plus avancé dans leur développement lorsqu'ils arrivent au monde, tandis que les humains ne sont pas matures. Ils ne peuvent pas aider. La bonne nouvelle, c'est que le cerveau dans cette grande caboche rend les hommes inventifs, si bien qu'ils pensent à des choses auxquelles les animaux ne pensent pas. Comme aux antidouleurs.

DES CALMANTS NATURELS

Les exercices de respiration

Des techniques de relaxation, de méditation et de yoga qui interviennent sur le contrôle de la respiration peuvent atténuer l'angoisse et rendre les douleurs plus supportables. Il en va de même de l'hypnonatal où vous visualisez un monde beau et relaxant.

Le soutien mental

C'est peut-être le calmant le plus important de tous. Le soutien de votre mari, de votre mère, et, bien sûr, de la sage-femme.

La chaleur

Les femmes qui ont des contractions dans un grand bain d'eau chaude semblent avoir moins mal.

Le massage

Lors des premières contractions, au début du travail, un massage du dos peut soulager quelque peu.

Changer de position

Il est conseillé d'alterner position allongée, position assise, marche, et de recommencer.

L'acupuncture

Chez certaines femmes, elle atténue la douleur. Il n'y a pas eu suffisamment d'études sérieuses pour dire s'il s'agit ou non d'un effet placebo.

La péthidine

Cette substance ayant les propriétés de la morphine est disponible dans tous les hôpitaux pour soulager les gens qui ressentent des douleurs insupportables. La péthidine est administrée sous forme de piqûre dans la fesse ou la cuisse. Elle fait effet au bout d'un quart d'heure et – si tout va bien – détend. On la donne seulement pendant les contractions de dilatation, et elle agit pendant quatre heures. Si l'accouchement dure plus longtemps, une seconde injection est envisageable. Pour recevoir cet antidouleur, vous devez être sous la surveillance d'un médecin obstétricien car le produit peut vous rendre somnolente, ce que beaucoup de femmes n'apprécient pas. Et le bébé non plus, le produit passant dans son système sanguin.

Le rémifentanil

C'est aussi une substance qui a les propriétés de la morphine, mais elle agit plus vite et moins longtemps. Le produit est administré par perfusion. Une pompe d'analgésie autocontrôlée (PCA) est rattachée à la perfusion ; grâce à elle, vous déterminez quand et combien de produit il vous faut. Vous avez l'impression de garder un certain contrôle. Lorsque la poche est vide, le produit finit rapidement d'agir, et cela vaut aussi pour les effets secondaires éventuels. Il n'y a pas besoin d'anesthésiste, pour cette raison on donne facilement le rémifentanil. Cette méthode est encore nouvelle et n'est peut-être pas sans danger. Les gynécologues et les sages-femmes consultés, lors de la rédaction de ce livre, se sont montrés réticents.

La péridurale

À l'aide d'une aiguille introduite au niveau des vertèbres lombaires, l'anesthésiste administre un produit anesthésiant, qui va bloquer partiellement le signal de la douleur. Le dosage est calculé de telle manière que celle-ci ne disparaît pas complètement mais devient supportable. Il est en effet primordial de ressentir les contractions. Vous pourrez faire le point pendant votre rendez-vous obligatoire chez l'anesthésiste.

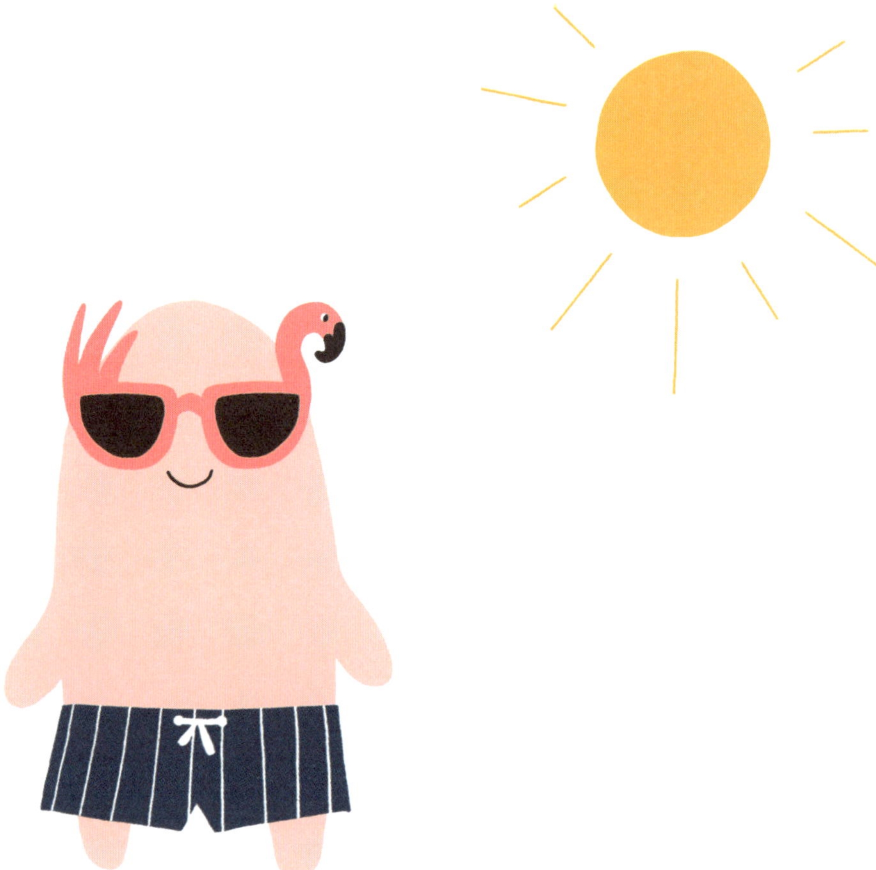

Le Bébé

Le bébé mesure 45 centimètres et pèse 2 kilos. Sa peau est sensible à la température. Si vous posez une main bien chaude sur votre ventre, il viendra peut-être s'y blottir.

· SEMAINE 34 ·

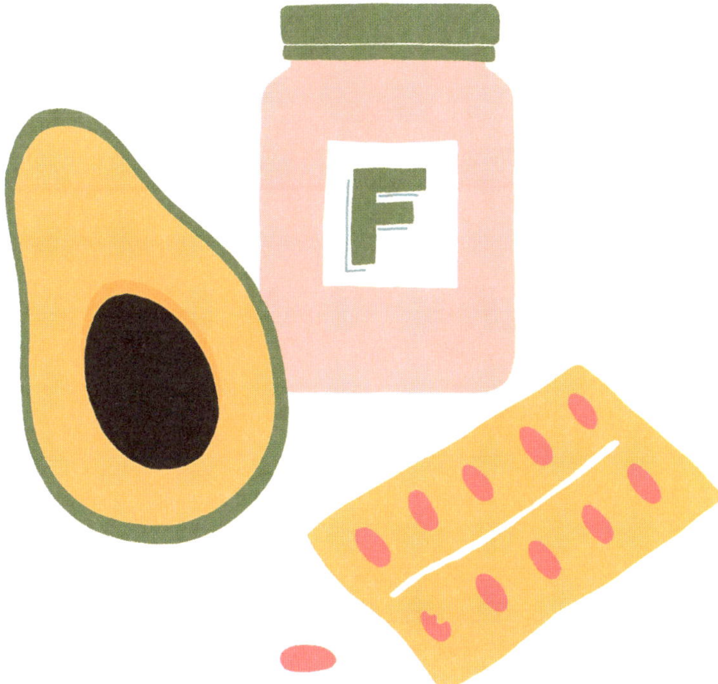

La Maman

Les palpitations et le souffle court vous fatiguent. Eh oui, votre corps fabrique plus de sang pendant la grossesse. Jusqu'à présent, vous arriviez à faire avec, mais à partir des 34e à 36e semaines, votre corps fait réellement comme il peut. Vous aviez quatre litres de sang, vous devez en avoir à présent six. Votre cœur doit battre plus fort et pour deux. L'acide folique (vitamine B9), présent dans beaucoup de légumes verts, les cacahuètes, les bananes et les avocats, va aider à la fabrication des globules rouges.

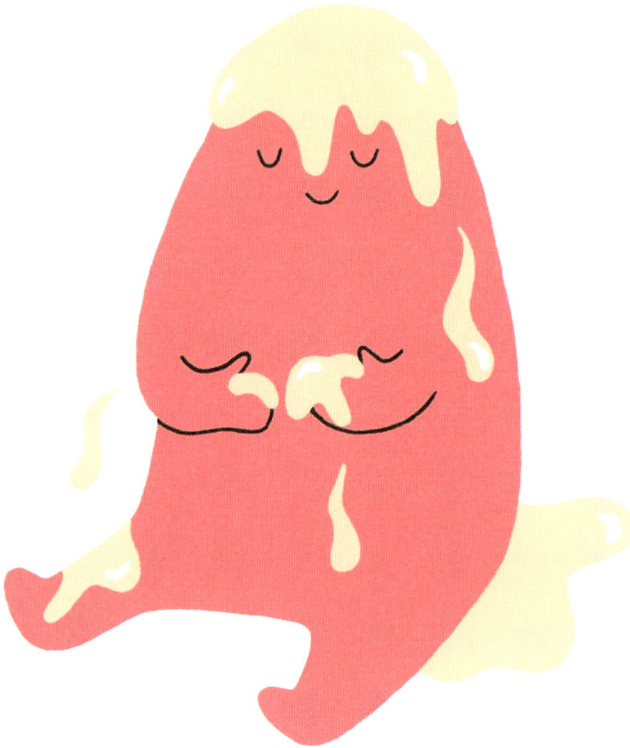

Le Bébé

Le bébé (46 cm, 2,4 kg) est encore tout couvert de cette couche blanche glissante. Elle va disparaître petit à petit dans les semaines à venir.

· SEMAINE 35 ·

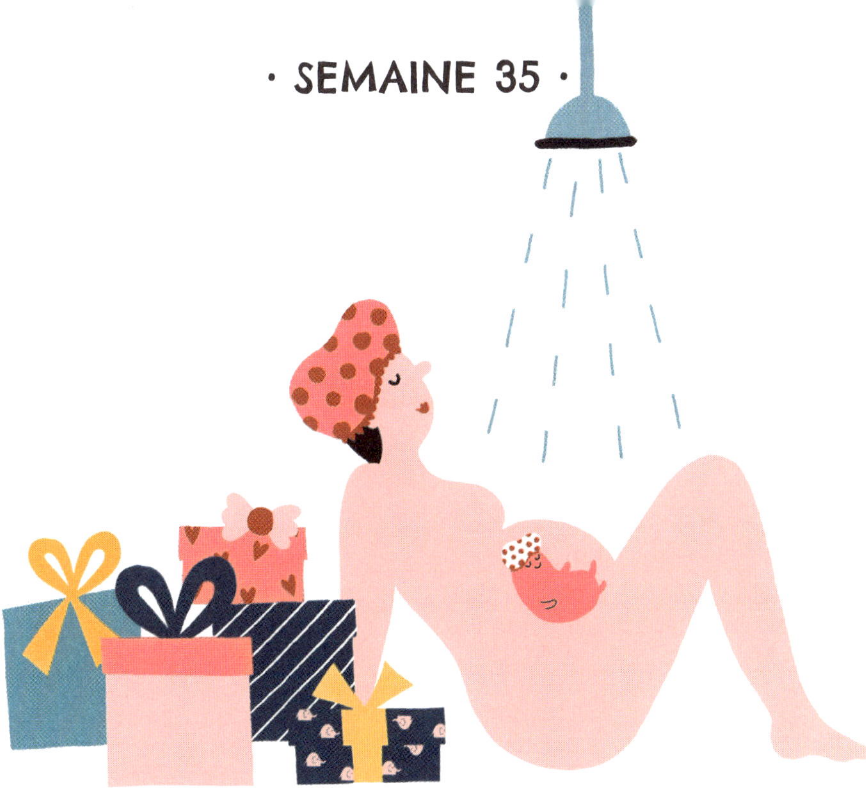

La Maman

Vous revenez à l'improviste à la maison, et vous trouvez une chambre décorée de guirlandes, pleine d'amis et d'amies. Vous êtes sûrement victime d'une *baby shower*, une coutume venue des États-Unis. C'est une fête prénatale, avant la venue du bébé. Ne soyez pas déçue si elle n'a pas lieu, elle n'est pas encore vraiment entrée dans les mœurs. D'un autre côté, vous pouvez, bien sûr, souffler délicatement l'idée à vos amis en parlant, en bien ou en mal, de ce phénomène formidable qu'est la *baby shower*. Il est possible que votre ventre bien arrondi commence à vous mettre sur les nerfs : marre de ne pas pouvoir rester allongée, d'essayer de dormir assise, d'avoir des crampes dans les mollets, de se sentir opprimée, d'aller aux toilettes quatre fois par nuit en rampant…

· SEMAINE 36 ·

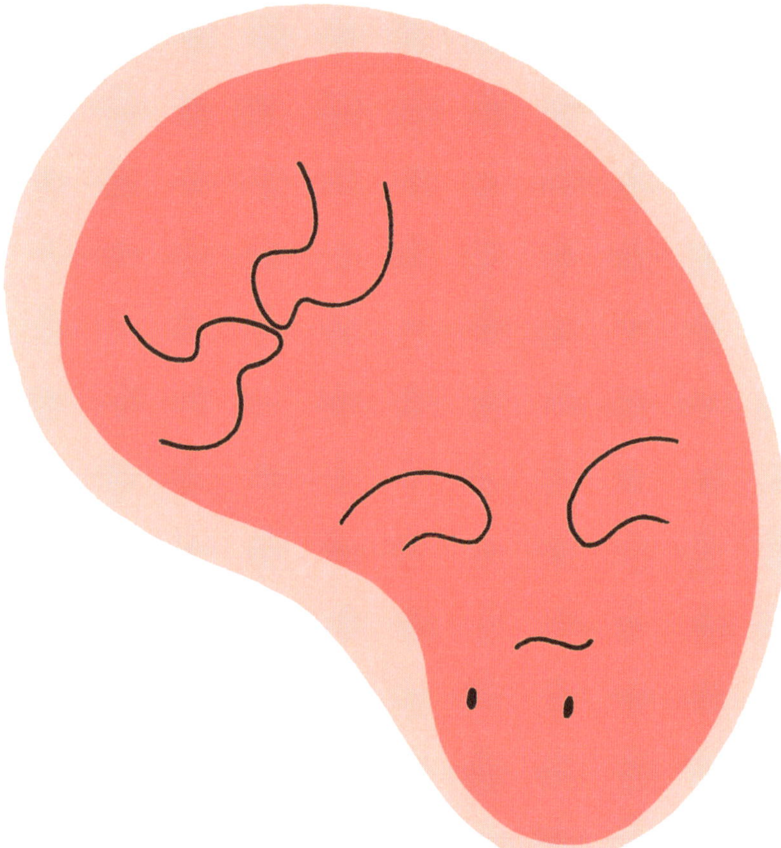

Le Bébé

Le bébé (47 cm, 2,6 kg) prend 200 grammes par semaine au moins. Si tout va bien, il a la tête en bas, et il est de plus en plus à l'étroit.

· SEMAINE 36 ·

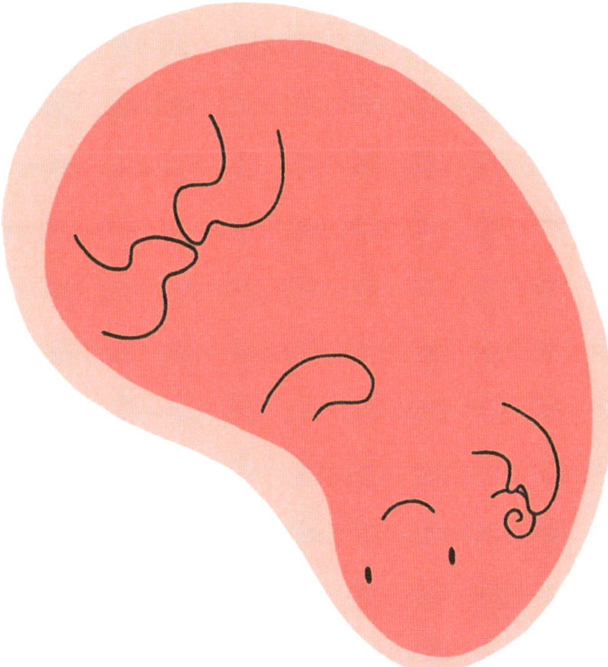

La Maman

Le bébé a commencé à apprendre. Il perçoit les voix des gens qui vous entourent, même si son audition n'est pas très bonne puisqu'il baigne sous l'eau. C'est la vôtre qu'il entend le mieux car elle résonne à travers tout votre corps. Et il commence à écouter. C'est sa voix favorite, et elle le restera. Le bébé écoute si bien qu'il adapte ses pleurs. Des nouveau-nés allemands, par exemple, pleurent différemment des nouveau-nés français. Cela indique que déjà, dans le ventre, un bébé appréhende les premières spécificités d'une langue.

DICTIONNAIRE

VOCABULAIRE DE LA GROSSESSE

Lors d'une grossesse, vous apprenez plein de nouveaux mots. Parfois, vous ne savez pas exactement ce qu'ils veulent dire. Avec un peu de chance, vous trouverez la réponse ci-dessous.

Apgar (score d')

C'est le résultat d'un test rapide développé par le Dr Virginia Apgar pour voir si le bébé va bien. Une minute, 5 minutes et 10 minutes après la naissance, la sage-femme teste le bébé. S'il pleure longtemps, pleure fort, remue bien, est bien rosé et a un pouls à plus de 100 battements, il a une note de 10.

Bilirubine

Ce sont des déchets issus de la dégradation des globules rouges. Habituellement, ils sont évacués par le foie. Comme celui-ci n'est pas encore bien fonctionnel chez les nouveau-nés, ces derniers prennent une teinte un peu jaunâtre sous l'effet de la bilirubine. C'est un phénomène de courte durée.

Colostrum

C'est le premier lait que le bébé reçoit de sa mère. Il est fabriqué à la fin de la grossesse et contient de nombreux anticorps. Le colostrum est très riche en protéines et il est moins gras que le « vrai » lait maternel qui suivra.

Échographie

L'examen procède par ultrasons. Un ultrason est un son tellement haut que nous ne l'entendons pas. Il passe à travers la peau et les tissus, mais rebondit sur les organes et les os qui sont rendus visibles sur un écran. Il y a deux manières de faire une échographie. Dans un cas, la sonde balaye le ventre à nu qui est tapissé de gel ou d'huile pour une bonne transmission des ondes. Dans l'autre cas, la sonde est intravaginale ; on parle alors d'échographie pelvienne.

Embryon

Entre la 2e et la 8e semaine de la grossesse, le bébé est un embryon ; ensuite on l'appelle souvent « un fœtus » ; et avant cela, « un zygote ».

Épisiotomie

C'est une incision du périnée effectuée pour prévenir les déchirures lors de l'accouchement.

Fœtus

Voir embryon.

Lait en début de tétée

Au début de la tétée, le lait est plus léger qu'à la fin et il apaise la soif. Le lait en fin de tétée contient plus de glucides et il est plus nourrissant.

Méconium

Dans l'utérus, le bébé reçoit du liquide amniotique, des cellules dermiques et des cellules ciliées. Ce mélange passe dans le tube digestif et arrive dans les intestins qui vont évacuer une mixture verdâtre et visqueuse, que l'on retrouve dans les premières couches du bébé. Si du méconium est présent dans le liquide amniotique lorsque la poche des eaux se rompt, cela veut dire que le bébé a « expulsé des selles dans le liquide amniotique » et il y a un risque d'étouffement.

Muguet

C'est une infection fongique due à la présence du *Candida albicans*, un champignon qui rend les tétons douloureux et provoque des taches blanches autour de la bouche du bébé.

Naegele (règle de)

C'est une règle approximative du gynécologue Franz Naegele du XIXe siècle. Dans un cycle menstruel normal de 28 jours, le calcul du terme se définit comme suit : premier jour des règles + 9 mois + 7 jours. Aujourd'hui, on détermine la date de l'accouchement à l'aide d'une échographie et d'une prise de sang.

Pagophagie

Envie de manger de la neige et de la glace.

Périnée

Petit muscle entre l'anus et le vagin.

Pica

Envie de manger des choses non comestibles, comme la terre, des cailloux ou du riz sec. Le nom est issu du mot latin *Pica pica* désignant la pie, car cet oiseau mange de tout.

Protège-mamelons ou bouts de seins

Enveloppe protectrice en silicone posée sur le téton en période d'allaitement pour éviter les crevasses mammaires.

Rupture artificielle de la poche des eaux

Il s'agit d'une « intervention » intravaginale faite par la sage-femme, qui perce la poche des eaux si le travail n'est pas assez rapide.

Siège

Avant la naissance, le bébé est souvent placé la tête en bas. Mais certains bébés présentent les fesses en premier. C'est un siège. La sage-femme ou l'obstétricien vont essayer de retourner le bébé. Si cela ne marche pas, il reste la possibilité d'une césarienne car l'accouchement par le siège est risqué.

Vernix caseosa

Substance grasse et blanche qui recouvre le bébé à la naissance.

Zygote

Une cellule fécondée est appelée « zygote » durant les deux premières semaines ; ensuite, on parle d'« embryon ».

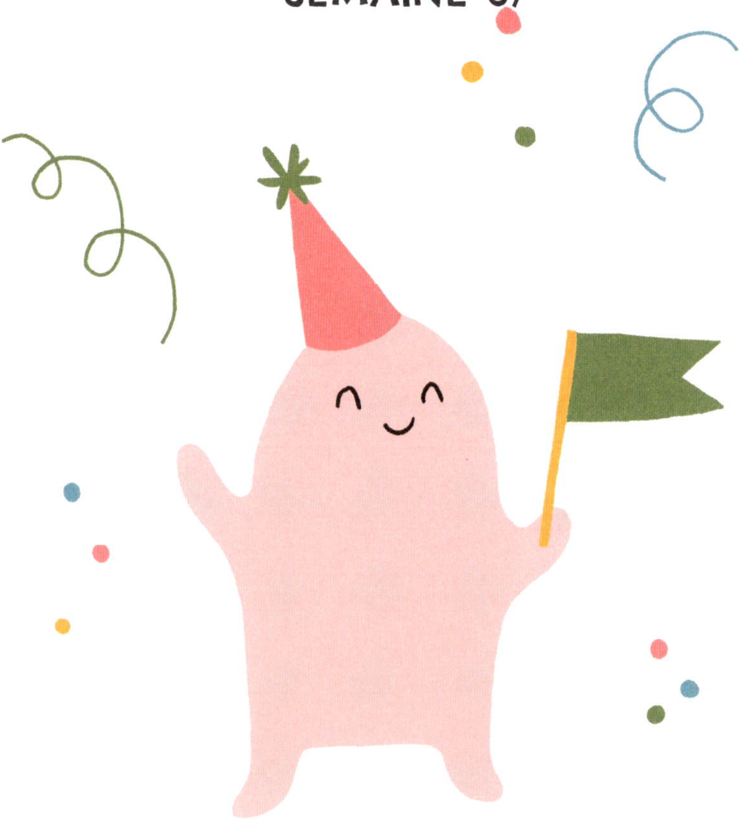

Le Bébé

Les coups du bébé (49 cm, 2,9 kg) se transforment en effleurements. Ses mouvements se font rares car il manque d'espace. Vous allez pourtant sentir votre bébé tous les jours et reconnaître un schéma bien défini. Si vous avez l'impression qu'il est trop tranquille, appelez la sage-femme ou le gynéco (si vous êtes enceinte, personne ne trouvera grave que vous soyez préoccupée au-delà de la normale). Le bébé a des tétons et ses ongles poussent. Il est fin prêt. S'il naissait maintenant, il n'aurait pas besoin de surveillance supplémentaire.

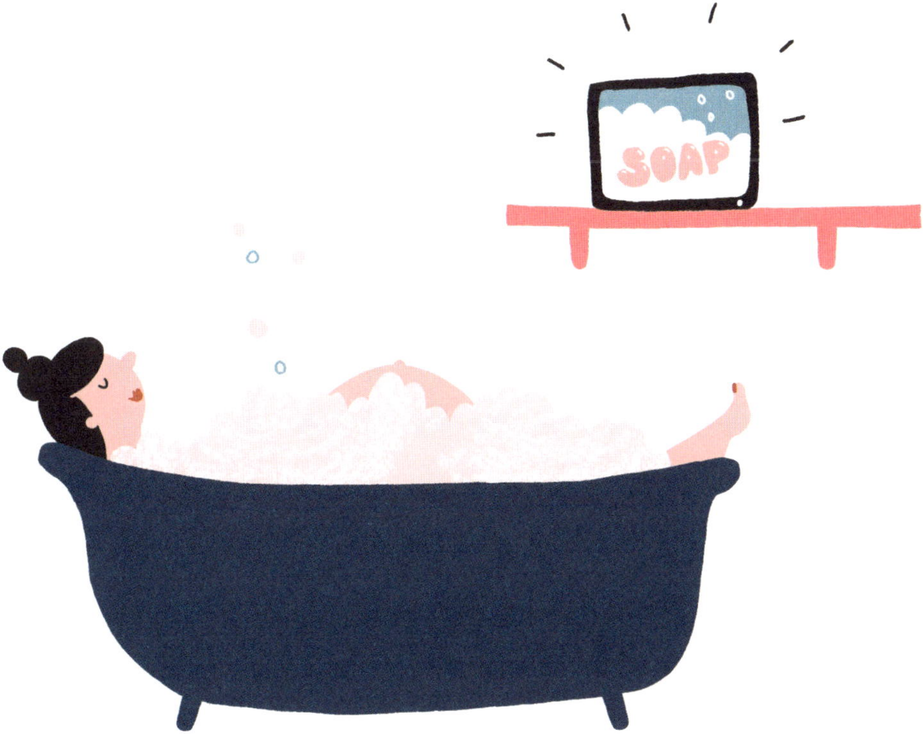

La Maman

Si vous vous ennuyez, vous pouvez commencer à entraîner le bébé. Quand vous êtes allongée sur un divan ou dans votre bain, si vous mettez toujours la même musique, vous remarquerez qu'il est tranquille. Ça peut être utile pour le grand jour. Ça fonctionne aussi avec un soap opéra ou une série télé. Si vous vous détendez devant un soap opéra quotidiennement, le bébé va réagir rapidement à la mélodie.

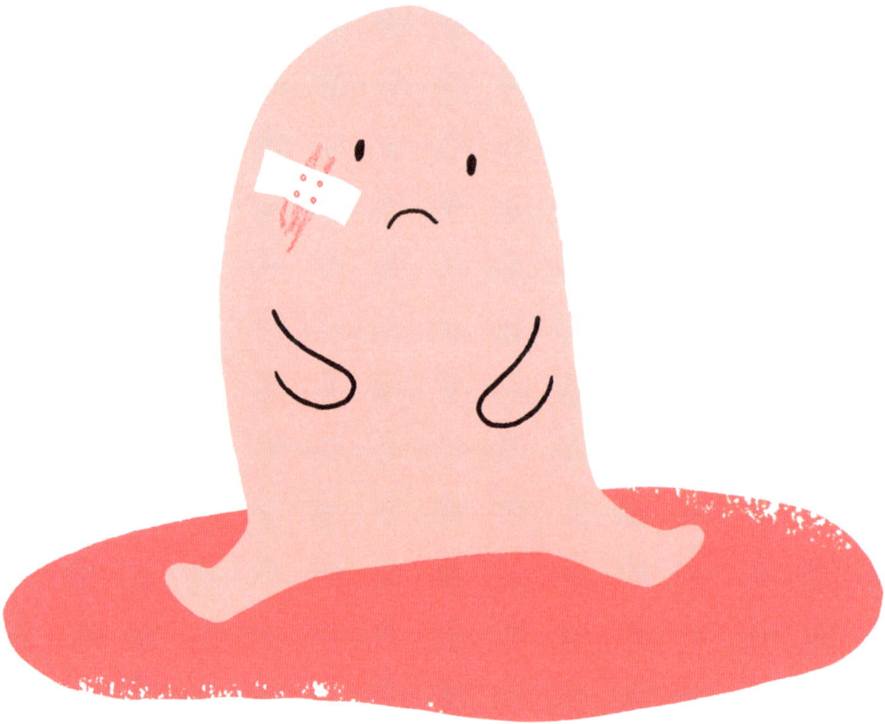

Le Bébé

Les ongles du bébé (50 cm, 3 kg) peuvent parfois être longs mais ils sont encore très mous, si bien qu'il ne peut pas se griffer.

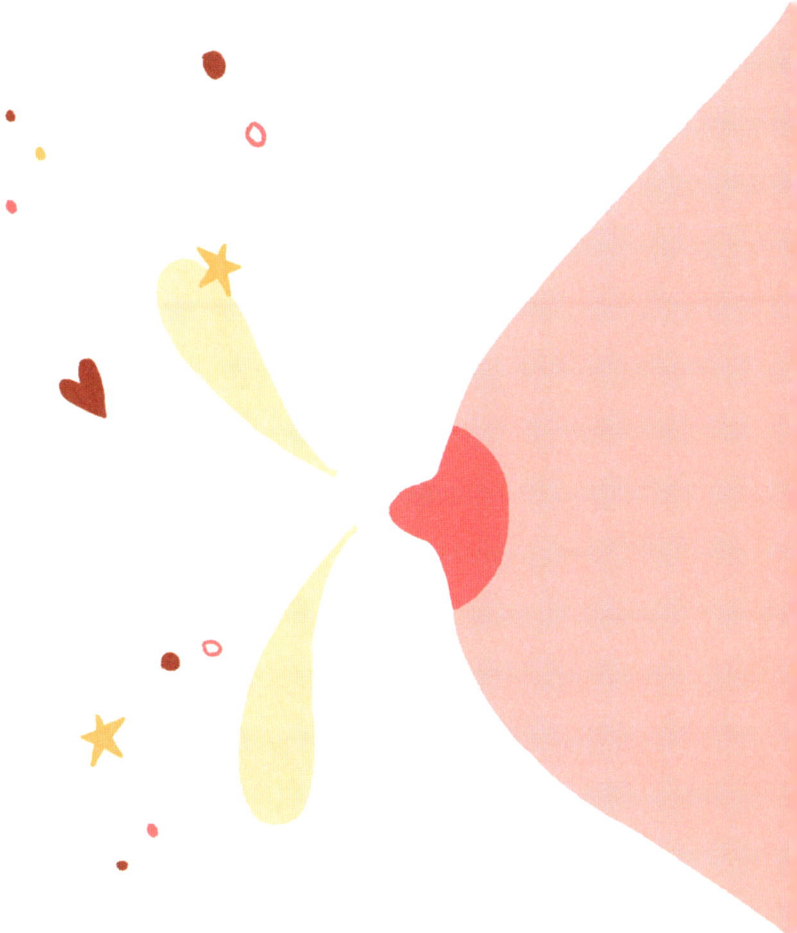

La Maman

Durant les dernières semaines de la grossesse, il se peut qu'une substance fine et jaune sorte de vos seins. Avec un peu de chance, c'est la même qui s'en écoulera les premiers jours après la naissance. Il s'agit du colostrum, qui est plein de nutriments et de minéraux.

· SEMAINE 39 ·

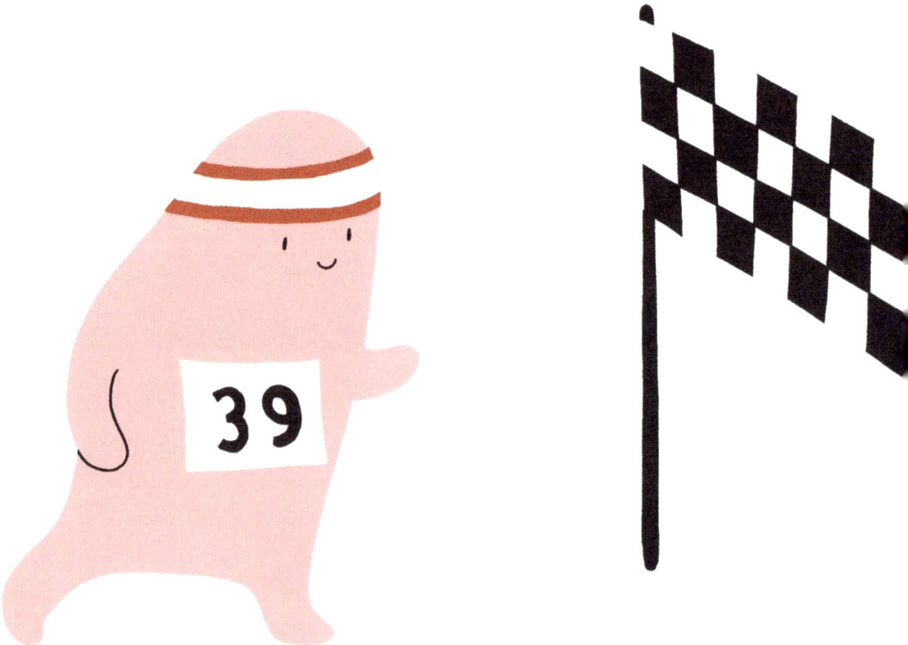

Le Bébé

Une semaine avant la naissance, la tête du bébé descend dans le bassin de la mère. Le bébé (3,4 kg) est dans les starting-blocks.

· SEMAINE 39 ·

La Maman

Plus votre ventre grossit, plus les gens ont tendance à vouloir le toucher. C'est la zone la plus fragile de votre corps. De nombreuses femmes se déplacent avec la main sur le ventre comme pour le protéger. Quand les gens vous demandent s'ils peuvent le toucher, vous pouvez répondre : « Et moi, je peux toucher votre poitrine ? » ou « Désolée, mais je ne suis pas enceinte. » Les œstrogènes et la relaxine rendent les vaisseaux collagènes de votre peau plus souples pour lui permettre de se distendre plus facilement et offrir plus d'espace au bébé. Si la distension est trop rapide, des vergetures apparaissent. Celles-ci seraient plus importantes chez les femmes qui sécrètent peu de relaxine, et il semble qu'on ne puisse pas y faire grand-chose. Des crèmes existent sur le marché mais elles sont peu efficaces, et il est même probable que vos massages aient plus d'effet. Si vos abdos sont solides, vous serez moins concernée par les vergetures.

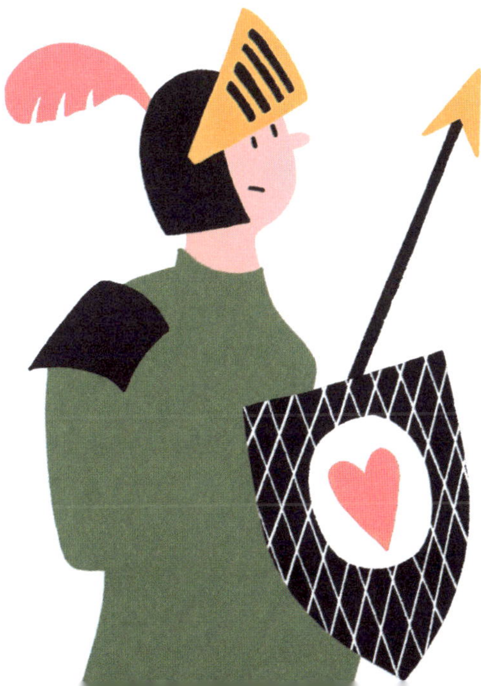

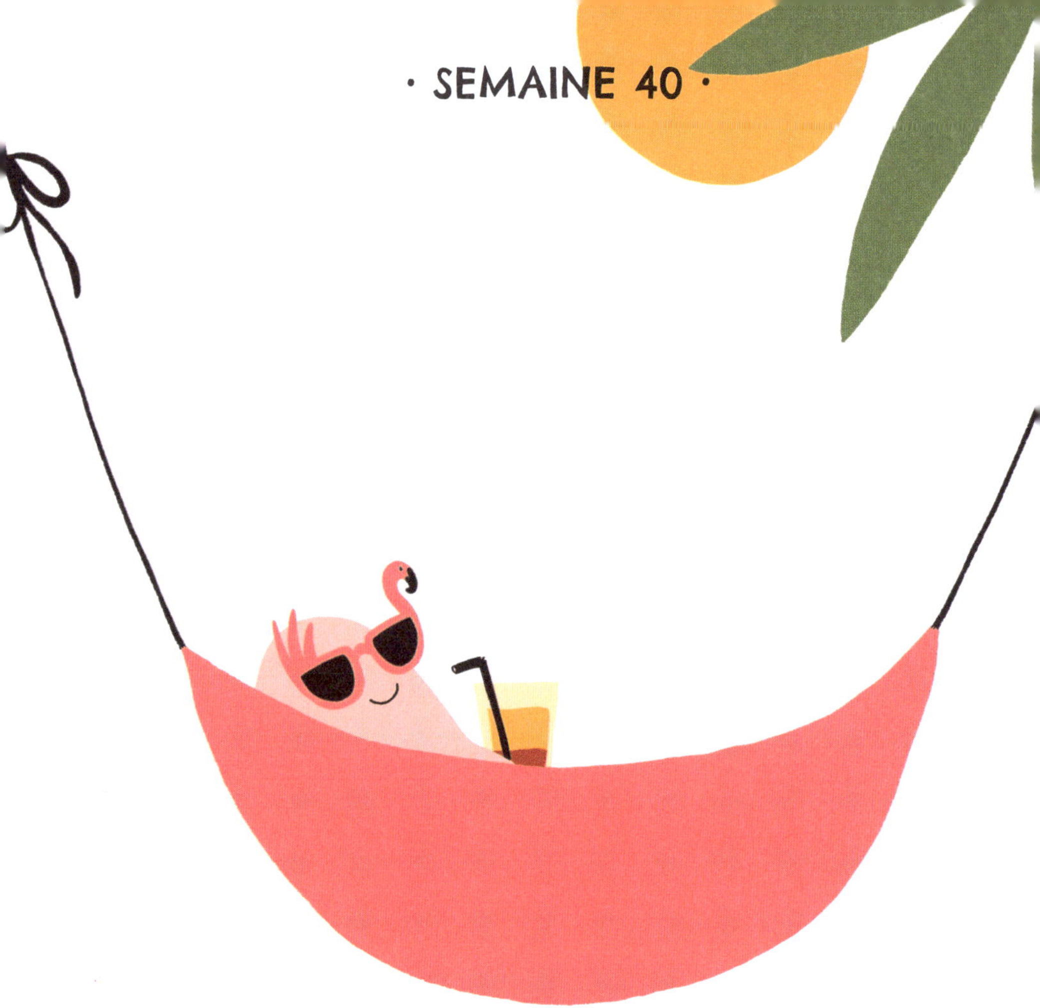

Le Bébé

OK, le bébé est prêt (3,7 kg). Les poumons sont impatients de respirer de l'air. De nombreux bébés voient les choses autrement et resteraient bien deux petites semaines de plus.

· SEMAINE 40 ·

La Maman

Pouvez-vous contrôler la date de l'accouchement ? Parfois, on pourrait le penser. Des bébés naissent souvent le jour de votre anniversaire ou celui de votre mère. Une analyse des naissances aux États-Unis suggère qu'il y a un fond de vérité. Il naît 5 % de bébés en plus le jour de la Saint-Valentin que les deux semaines autour de cette date. Et 11 % de moins à Halloween. Il semble que les bébés aient une préférence pour les jours où vous souhaitez qu'ils naissent. Évidemment, des recommandations en tout genre indiqueront de prendre un petit déjeuner avec des ananas et un curry indien. Selon certaines croyances populaires, ces aliments peuvent déclencher l'accouchement. À vrai dire, il n'y a pas de preuves scientifiques. En Afrique, beaucoup de femmes ne jurent que par l'huile de ricin. Là, c'est probablement vrai. Une enquête, où la moitié des femmes avait bu de l'huile de ricin placebo et l'autre moitié la vraie (toutes croyaient boire la vraie), a démontré que l'accouchement se déclenchait chez celles qui avaient ingéré la vraie huile. Cette huile est obtenue en écrasant les fèves qui poussent sur les ricins, et contient de l'acide ricinoléique. Mais attention, elle est contre-indiquée.

ACCOUCHER

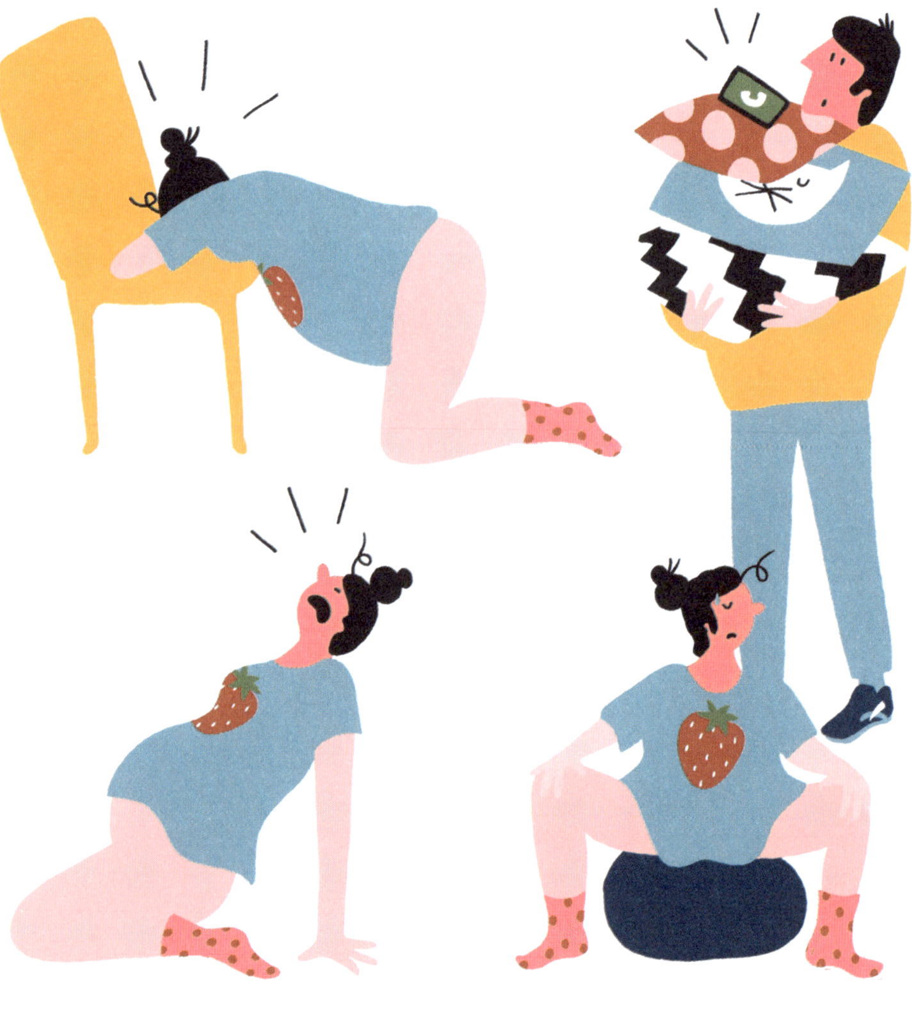

Vous connaissez déjà probablement tout parce que toutes vous avez déjà tout lu sur l'accouchement, mais par sécurité nous allons passer le sujet en revue. Chaque accouchement est différent, mais tout accouchement normal se déroule en trois actes. Le premier acte est la dilatation. Le deuxième acte est la mise au monde du bébé. Le troisième acte est le deuxième accouchement, la délivrance du placenta.

Acte I. La dilatation

Ça commence toujours quand les contractions sont régulières et rapprochées. Il se peut que depuis des heures vous soyez allongée. Vous criez de douleur, les contractions se suivent, vous avez l'impression qu'à chaque moment ça avance, mais la sage-femme arrive (ouf, ce n'est pas trop tôt !), regarde entre vos jambes et marmonne que vous en êtes à 1 de dilatation. Du jargon pour dire que le col de votre utérus s'ouvre à grand-peine, et que l'ouverture n'est que de 1 centimètre, et donc trop petite pour laisser passer un bébé. Vous devez vous remettre au travail. C'est probablement la phase la plus dure de l'accouchement. L'utérus tire avec régularité pour agrandir l'ouverture d'un millimètre. Et ça fait mal. La douleur vient sous forme de vagues. D'abord, vous pensez : « Oh, je peux encore gérer. » Mais les vagues deviennent de plus en plus fortes, et d'un coup vous dites : « Je n'en peux plus. » C'est là que les exercices de respiration tombent à point nommé. Si vous avez oublié, la sage-femme vous aidera à respirer et vous prodiguera des massages. Souvent, c'est au moment où vous pensez que vous n'en pouvez plus que le plus dur est passé, et la contraction diminue. Hélas ! la suivante arrive et relance la douleur. Au début, les contractions sont irrégulières, avec des temps de pause espacés ; mais, lentement mais sûrement, elles reviennent plus régulières et plus vite. C'est le signe que l'accouchement est bien lancé.

Acte II. La mise au monde

Quand vous commencez à mugir comme une vache, c'est la deuxième phase qui commence. Vous sentez une pression qui donne envie de pousser très fort hors de l'utérus. En espérant que vous êtes déjà à la maternité. Si ce n'est pas encore fait, il est possible que la poche des eaux se rompe. Le liquide amniotique a une odeur parfois décrite comme une senteur d'amandes. Parfois, il est brun verdâtre. Ça veut dire que le bébé a expulsé du méconium de ses intestins. Informez la sage-femme car le bébé risque de s'étouffer.

Ça s'agite dans votre chambre. La sage-femme a un rôle de coach. Elle vous indique quand pousser et vous complimente : « Vous poussez bien, dites donc. » À un moment, elle dira : « La tête est là. » Ça signifie que la tête du bébé est engagée et qu'elle ne peut plus faire marche arrière. Là, ce n'est plus qu'une question de quelques poussées : la tête sera dehors, et juste après le bébé entier. Le bébé va pleurer et il va respirer avec ses poumons. Peut-être même est-il éveillé pour la première fois. Il est ensuite posé sur votre ventre. Un instant magique, tant pour lui que pour vous. La température de la peau de la mère s'adapte pour garder le bébé au chaud. Là, il est vraiment apaisé.

La sage-femme attache une espèce de pince à linge autour du cordon ombilical. Après un certain temps, votre mari, votre compagnon, ou la personne à vos côtés, coupe le cordon ombilical ; le bébé est complètement détaché. Le deux-en-un corporel est terminé, et le petit doit maintenant être autonome. Il va passer un test. S'il pleure vigoureusement après la naissance, il marque déjà 2 points. S'il ne pleure pas encore, la sage-femme souffle dans sa figure. Elle compte ses doigts et ses orteils et vérifie ses réflexes. Elle prend son pouls, sent la tension musculaire, regarde s'il a une belle couleur et teste sa réactivité. Le score se situe entre 0 et 10 : c'est le test d'Apgar. Dans la plupart des cas, le résultat est entre 7 et 10, et c'est bien. La sage-femme va sûrement le dire au bébé : « Tu as tout bien réussi. Tu voulais encore rester à l'intérieur, hein ? »

Acte III. La délivrance

Si vous pensez en avoir fini, vous vous trompez. Quand le bébé est né, la fête n'est pas terminée. Le placenta doit sortir aussi. Et cela ne va pas de soi. Cela ressemble beaucoup à la naissance d'un enfant : vous avez à nouveau des contractions, ça fait encore mal, vous devez encore pousser. Et flop ! Voilà une espèce de foie de veau avec un morceau de cordon ombilical. La sage-femme va peut-être le tenir en l'air pour que vous puissiez bien le voir. Vous êtes probablement sous l'effet des ocytocines et des endorphines, car vous fondez devant tout ce qui naît de vous. Un peu plus, et vous auriez envie de le prendre contre vos seins. Mais la sage-femme va vous protéger de vous-même et le jeter à la poubelle. Votre homme doit être blême. Peut-être que, comme dans un film, il est aussi content et sous le charme que vous, mais il est possible aussi qu'il soit en état de choc, ou tellement sur les nerfs qu'il commence à ricaner un peu tout seul. Le bébé est nettoyé, habillé et couvert d'un bonnet. Si vous voulez l'allaiter, il est temps de le faire dans l'heure. Avec un peu de malchance, la sage-femme a peut-être encore ceci et cela à régler : quand va-t-elle enfin vous laisser savourer ?

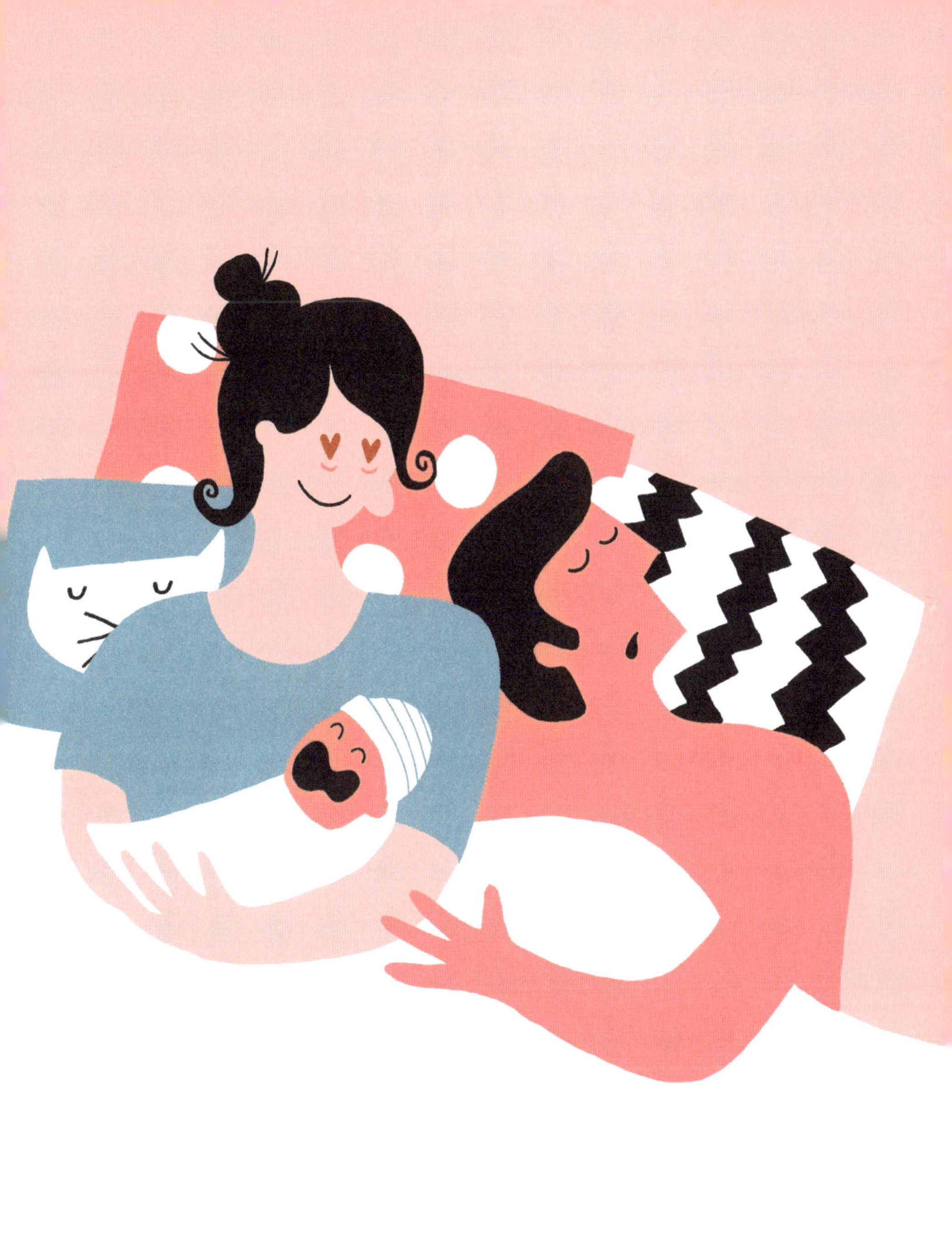

LE SAC POUR LA MATERNITÉ

Quand les contractions deviennent régulières (toutes les 5 à 10 minutes), il est temps de partir à la maternité. S'ensuit une épopée hilarante vers la voiture alors que vous criez ou mugissez. Un sac prêt avec une brosse à dents, un pyjama et ce genre de choses est recommandé. Psychologiquement, il est impossible de préparer un sac quand l'accouchement est en route. Et ne comptez pas sur votre homme, qui est sur le point de s'effondrer. Si vous commencez votre sac après les premières contractions, vous allez y mettre tout un fatras bien sympathique mais justement pas ce qu'il faut.

Comme vous devrez rester plusieurs nuits, votre conjoint va peut-être avoir envie de dormir à vos côtés dans un fauteuil ou un lit pliant. Il vaut mieux qu'il ait ses affaires de nuit avec lui.

Et il ne faut pas qu'il oublie le siège coque (cosy) ou le siège-auto, quand il vous ramènera à la maison, sinon il va être compliqué de transporter le bébé en voiture. Et l'hiver, apportez le cosy à l'intérieur, car une chaise froide, ce n'est pas pour bébé.

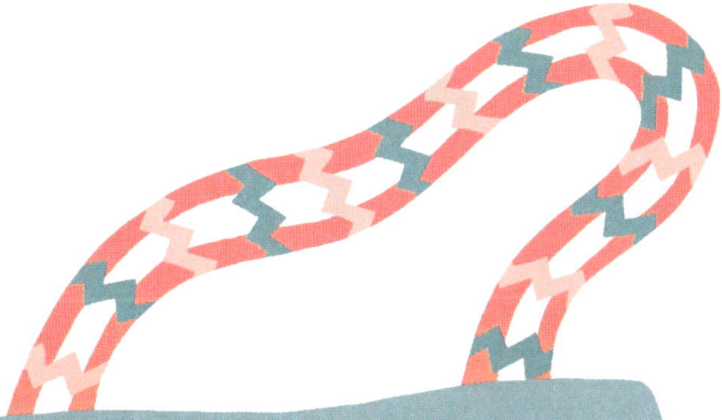

Checklist du sac pour la maternité

- bonnet pour le bébé
- bodys et chaussons pour le bébé
- pyjamas et grenouillères pour le bébé
- pyjama pour la maman
- jolie petite culotte
- joli soutien-gorge d'allaitement
- robe de chambre et chaussons
- protections hygiéniques
- carnet de santé
- livret de famille
- carte de groupe sanguin avec facteur rhésus
- carte Vitale et carte de mutuelle
- numéro d'allocations familiales
- dossier de suivi de grossesse et tous les examens
- appareil photo/téléphone

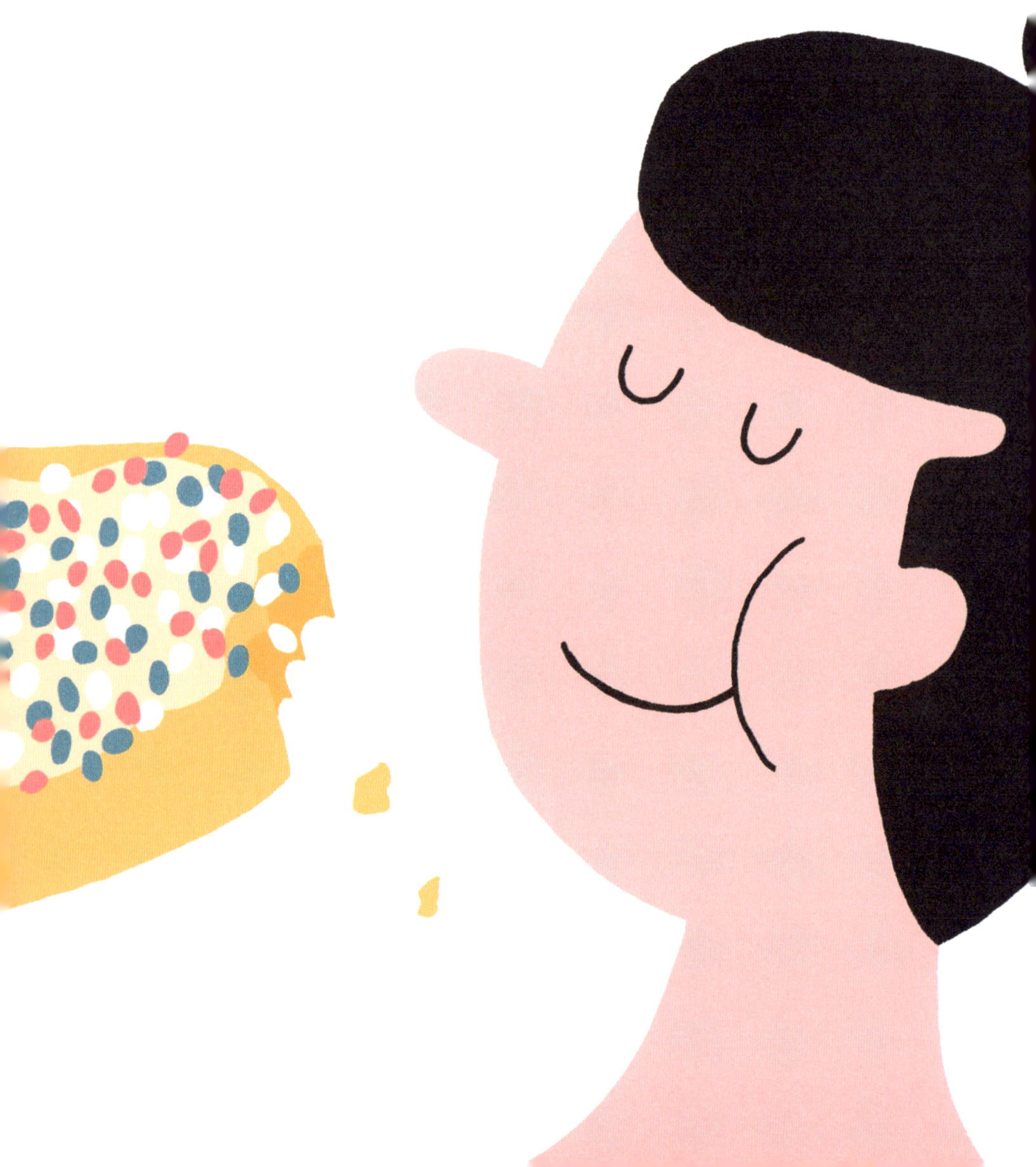

LE POST-PARTUM

Après la naissance du bébé suivra une période stressante de coups de téléphone, de faire-part de naissance et de petits gâteaux. Dans le même temps, rester tranquille au lit avec un si petit n'est pas simple. Ce petit bout de vie. Ces petits doigts et orteils miniatures. Il se peut que vous soyez envahie de sentiments confus. Il se peut que vous soyez soudainement prise de panique quand votre compagnon est parti travailler.

La puéricultrice

Une bonne puéricultrice vaut de l'or. C'est une petite souffleuse de conseils à la maman. Elle surveille le poids du bébé, vous apprend à lui prodiguer les soins : donner le bain, changer les couches, donner le sein ou le biberon. Elle écoute votre récit de l'accouchement, vous demande si vous dormez bien et comment vous vous sentez.

Troupes de secours

Les premiers temps, il est préférable que vous ne restiez pas trop seule avec le bébé, de manière à pouvoir discuter avec quelqu'un. Comment met-on les couches ? Dois-je réveiller le bébé pour le nourrir ou faut-il le laisser dormir ? Vous ferez des choses de travers, mais d'une manière ou d'une autre, autant les faire à deux (et en rire plus tard) que de culpabiliser.

La première visite

Lors de la première visite du nourrisson chez le pédiatre ou à la PMI la première semaine, vous allez remarquer comme cette période est particulière. Tout le personnel tombe sous le charme en voyant votre bébé. Aussi petit soit-il, un bébé prend de la place, et vous allez vite comprendre comme c'est particulier.

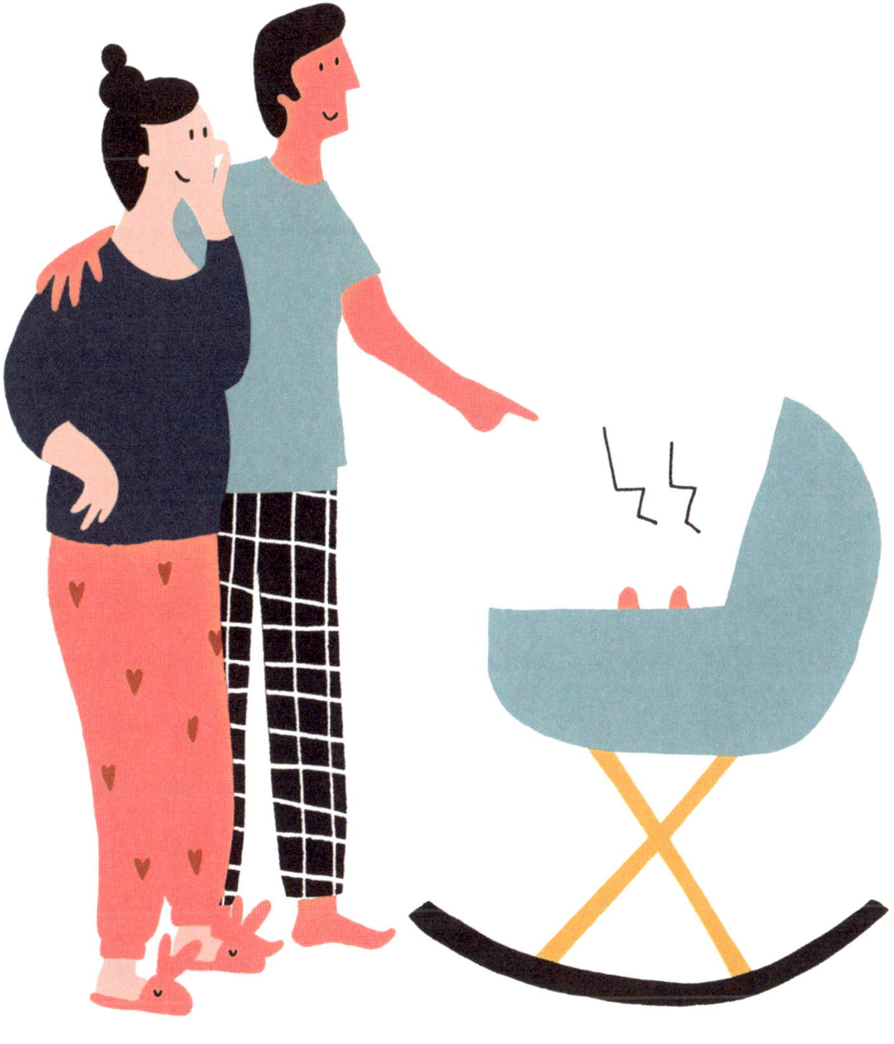

Le Bébé

L'infirmière puéricultrice, la sage-femme ou le pédiatre de la maternité examine à nouveau le bébé convenablement. Ses selles sont bizarres, mais il n'y a pas lieu de vous inquiéter. C'est le méconium, une matière fécale noire verdâtre. Cela prouve que le système digestif fonctionne bien.

Deux à trois jours après la naissance, le bébé peut prendre une coloration jaunâtre. C'est à cause des déchets de globules rouges. Le foie devrait les évacuer mais, chez un nouveau-né, il a besoin de quelques jours pour s'activer. Si le personnel soignant de la maternité l'estime nécessaire, votre bébé est placé en couveuse. Après quelques jours, le bébé retrouve sa couleur initiale et vous pouvez rentrer tranquillement à la maison. Le bout de cordon ombilical est toujours accroché au nombril du bébé. Il va sécher lentement et tomber tout seul. Si vous voulez allaiter et que la lactation ne se met pas encore bien en route, ne vous faites pas trop de soucis pour le bébé : il a accumulé ces dernières semaines suffisamment de glucides dans votre ventre. Il peut encore tenir le coup quelques jours.

Entre le 4e et le 7e jour, le bébé est piqué au talon par une infirmière ou le pédiatre. Vous avez l'impression que c'est une sorcière ou un monstre qui fait une horrible blessure dans la peau fragile de votre bébé sans défense. Il est très possible que vous ayez du mal à vous contenir. Vous voici prête à vous jeter sur « ce tortionnaire ». Mais c'est pour une bonne cause : le sang est analysé pour détecter la présence éventuelle de maladies congénitales, qu'on peut traiter quand elles sont décelées rapidement. Avant votre sortie, l'infirmière ou le pédiatre va aussi effectuer un test d'audition, examiner les organes du bébé, ses réflexes. C'est le premier examen obligatoire. Toutefois, si vous bénéficiez d'une sortie précoce de la maternité, il vous sera recommandé de faire une nouvelle visite médicale entre le 6e et le 10e jour après la naissance.

. VOTRE PREMIÈRE SEMAINE DE MAMAN .

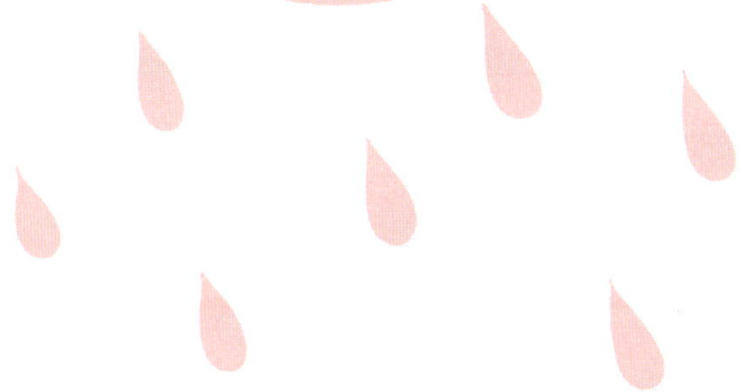

La Maman

Si vous êtes redevenue svelte, ne parlez pas de la naissance de votre bébé tout de suite à tout le monde. Laissez les visites pour les semaines à venir et consacrez tout votre temps à ce nouvel habitant de la Terre. Laissez de côté pour l'instant les faire-part de naissance, car les visites étalées sont préférables. Vous aurez envie de raconter sa naissance. Et encore et encore. Vous ne la raconterez probablement jamais assez. Vers le 4e jour, les larmes vont vous submerger ; il est possible qu'un profond sentiment de désespoir vous envahisse. C'est lié à la modification hormonale. Le taux d'œstrogènes chute dans les jours qui suivent l'accouchement. Il s'ensuit une plus forte concentration dans le cerveau de monoamine oxydase A (MAO-A). Une étude récente, sous la direction de la biologiste allemande Julia Sacher, voit dans cette matière le méchant facteur de sentiments dépressifs. Chez la plupart des femmes, cette concentration de MAO-A baisse rapidement, mais chez d'autres, des tendances dépressives persistent. Ce nombre est plus important qu'on ne l'imagine : 13 % des femmes tombent dans une dépression post-partum, et un pourcentage élevé ont un ou plusieurs symptômes de dépression. Si la sinistrose perdure au-delà de quelques jours, tirez la sonnette d'alarme. Ce n'est pas pour vous plaindre. *Join the club*. Vraiment, faites-le, car une mère dépressive peut avoir une influence négative sur le développement de son bébé. Et cela vous fera du bien de vous faire aider.

Le Bébé

Si tout va bien pour le bébé, vous pouvez sortir un peu pour vous promener, même si on est en hiver ou en automne. Pendant la chaleur de l'été, ça peut même être plus tôt. Ça fait bizarre de marcher derrière une poussette de bébé, mais vous vous apercevrez que les gens autour de vous trouvent normal de voir une femme pousser un landau. Vous verrez aussi que les gens qui ont des enfants ont tendance à regarder longuement vers la poussette. Aussi petit et menu soit-il, le bébé existe bel et bien, et ça restera pour vous comme un moment très particulier.

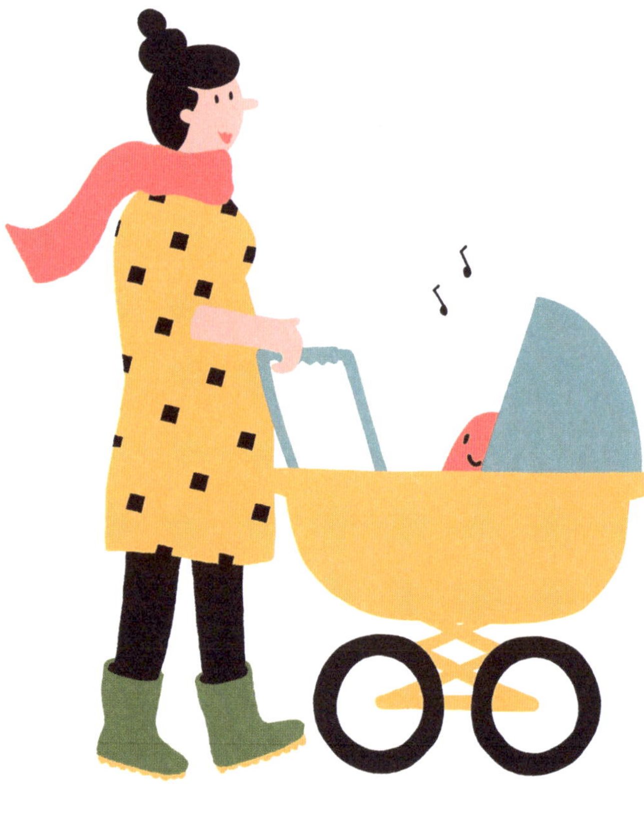

La Maman

Si la lactation ne se déclenche pas, une spécialiste de l'allaitement peut être utile. Dans les deux mois qui suivent l'accouchement, votre sage-femme ou votre gynéco va vous fixer un rendez-vous pour une visite de contrôle postnatale et va insister pour vous prescrire de la vitamine D et de la vitamine K (pour la coagulation). Vous aurez aussi des conseils sur la sexualité pour éviter que vous ne retombiez très vite enceinte. Car oui, vous pouvez tomber enceinte même si vous allaitez.

Pendant cette période, essayez de convaincre votre mari ou votre compagnon de prendre un congé de paternité (11 jours consécutifs). Les premières semaines sont tellement déroutantes qu'il est préférable de se faire accompagner. N'oubliez pas que les hommes n'ont pas porté leur bébé pendant neuf mois. Il faut maintenant grandir à trois, et le meilleur moyen est de passer du temps ensemble. Ça va peut-être à l'encontre de votre instinct maternel, mais laissez souvent votre mari seul avec le bébé. Ça vous permettra de souffler, et vous le verrez se transformer en papa attentionné.

Pendant la première année, vous aurez neuf rendez-vous obligatoires : un par mois pendant six mois, puis un par trimestre. Le pédiatre ou les médecins et les infirmières du centre de la petite enfance sont disponibles pour répondre à vos questions et suivre le développement de votre bébé. C'est eux qui vérifieront que les vaccins contre les maladies infantiles ont été faits. Vous pouvez vous rendre à la PMI jusqu'à la sixième année de votre enfant. Vous y serez toujours accueillie en cas de doute.

Direction : Jean-Louis Hocq
Direction éditoriale : Suyapa Hammje
Édition : Gwladys Greusard
Textes : Gerard Janssen
Illustrations : Ilse Weisfelt, www.ilseweisfelt.com
Couverture : BDAG
Traduction : Véronique Comte
Relecture technique : Véronique Deiller
Fabrication : Céline Premel-Cabic

Je remercie tout particulièrement Tineke Okma pour la vérification des textes et les suggestions d'améliorations. Je tiens à remercier également Annemarieke, Bram, Wickie et Pleuntje que j'ai pu accompagner pour voir l'évolution d'un bébé pendant ces neuf mois et sa venue au monde.
Gerard Janssen

ISBN: 978-2-263-07212-3
Code éditeur : S07212
Dépôt légal : janvier 2016
Imprimé en France par IME by estimprim